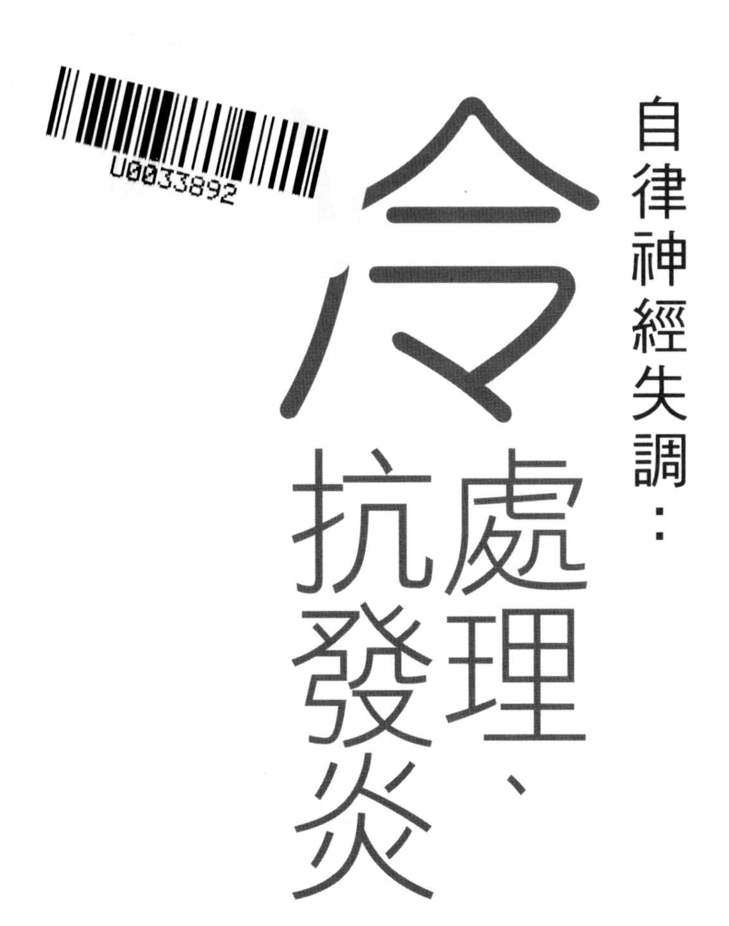


喝冰水、局部冰敷、洗冷水澡
→ 抗發炎、穩定自律神經、改善慢性病

身新醫學診所院長 梁恆彰　身新醫學診所主治醫師 楊翠蟬 

作者序　助你找到最適合自己的健康良策　6
閱讀之前　考一考，你對「溫度」的迷思！　8


## 第一章　認識四種體質　冷熱體質大解析

沒生病卻不舒服，只能求助無門嗎？　20
以生理學為基礎，認識人體四類體質　22
調整體質第一步，建立「馴化作用」觀念　34
「馴化作用」讓你更容易適應冷與熱　36
改善怕冷體質，就是要冷刺激　39
規律運動能調節核心體溫、增強心肺又紓壓　41
外熱內冷：常見於長期慢跑、做耐力運動或長年勞動生活的人　43
外冷內冷：常見於內分泌失調、供氧不足、腸胃不佳、手術化療者　44

外熱內熱：常見於不運動而發胖者、愛運動而壯碩的人 46
外冷內熱：常見於慢性病、不常運動者，女性或中老年人居多 48

## 第二章 冷，減少發炎
## 原來我們身體愛冷多一點！

冷熱的觀念不清楚，小心影響健康 54
事實上，我們對冷的容忍度比熱高 56
過熱效應會導致大小病痛 61

## 第三章　身體要的冷熱，和你想的不一樣
### 溫度影響自律神經與發炎

發炎是身心健康的大敵　68
善用冷與熱，是非藥物治療疼痛的最佳利器　70
自律神經要正常運作，冷熱是重要因素　74
失眠、頭痛，是腦神經過熱引起的　87
喝冰水促進新陳代謝，有助燃燒脂肪　94
味蕾、口腔、鼻腔等味覺，被冷熱給左右了　103
氣管受刺激、吞嚥動作，和冷熱息息相關　112
溫熱飲食對心臟比較好？大錯特錯！　118
血管循環與凝血：手腳冰冷不是判斷循環好壞的唯一標準　132
食道、腸胃與便祕：善用冷熱，消化道會更健康　145
生殖系統與骨盆：核心體溫左右生育和骨盆健康　154

過度熱敷、泡澡，皮膚與黏膜變薄、變黑、易感染 171
神經肌肉要活動，但不要運動後發炎 177
癌症：癌細胞怕熱是錯誤的觀念 191

第四章 冷馴化實踐
不再對冷有偏見，變得更健康

溫熱水、冰涼水、室溫水，該怎麼喝？ 198
乾冷或乾熱以神經作用為主、濕冷或濕熱以發炎反應為主 200
冰敷、熱敷的最佳時機 203
泡腳真的養生嗎？ 208
回歸生理反應，找到冷與熱的最佳平衡 211
參考文獻 220

作者序

# 助你找到最適合自己的健康良策

這本書是我們行醫超過三十年的經驗總結之一，目的在喚醒大眾不要小看日常生活中遇到的種種外來冷熱刺激，因為這些刺激都會對身體的自律神經與疼痛產生或大或小的影響。

多年來，我們看診的方式是以關照全人為主，診療與衛教內容幾乎涵蓋身體的各種系統，因此書中內容都是我們的臨床實證，同時也是得之於與各種病患在診間的互動，讓口頭衛教或書面資料變得更豐富又易懂。

出版本書的契機，來自於許多從衛教中受益良多的患者的肯定與敦促，希望我們能夠將這些不容易得到的實證訊息整理出來，並傳達給眾人。

其實，醫學本是極為繁瑣的科學，一般人的健康常識難免有人云亦云或片段不完整的情形，尤其人體對於冷熱刺激的生理反應又極為複雜，即使是醫學專業人士也很容易發生困惑或者偏執，遑論有些人會認為喝熱水或熱敷為理所當然的生活習慣，但卻輕忽這樣的熱刺激並不適合所有環境或任何人。

在這裡，我們將冷熱刺激的生理效果與實際經驗介紹給讀者，因為有太多的健康知識與養生習慣與之息息相關，有鑑於多數人遇到這類問題時，習慣跟著大家一起做，並不知道是否適合自己，因此在書中我們不厭其煩地將冷熱刺激所涉及的生理現象解釋清楚，並給讀者一些可以參考的科學原則。

社會大眾對冷熱與身體的關係多有定見，因此初看本書時一定有相當多人一時之間難以了解並接受，這也是為什麼多年來我們一直難以下決心完整寫下來的緣故；但是，如果可以平心靜氣地把原委仔細思量且願意體驗一下，相信多數人會恍然大悟。

我們的解說與做法都有生理科學的依據與大量的臨床經驗佐證，但是我們也知道凡是醫學總會有例外，難免會有人的身體反應特殊不符合我們的預期，所以，我們寫的觀點無意用來說服任何人，而是要讓許多想要找尋適合自己的答案的人，有個客觀的參考。

最後，要感謝幸福綠光出版社在十分艱難中協助本書的出版，特別是編輯何喬不辭辛苦的把難以閱讀的醫學生理內涵整理成適合大眾瀏覽的文章，我們在這裡衷心感謝。

梁恆彰

楊翠蟬

# 考一考，你對「溫度」的迷思！

很多人都以為「萬病都是吃冰引起的」。
事實上，無論吃冷喝熱都會引起生理反應，
閱讀本書之前，請先來測試你的「冷」知識！

## Q1 冷水澡和熱水澡，哪個對身體比較好？

A：沖澡、泡澡用冷水或熱水，應該要以身體狀況與環境冷熱來考慮。年輕力壯的人如果為了鍛鍊身體，以冷熱交替沖或泡澡所施加的生理壓力訓練最強，次強的是只用冷水或是熱水。

一般人熱水沖澡就好，如果想要稍微挑戰自己，可從冷水沖腳開始，慢慢訓練到腿部就可以了。大範圍的冷水澡，身體需要具備相當強的生熱能力（亦即運動能力）與冷適應訓練。對於一般有健康疑慮的人，沖澡的方式比泡澡安全，因為泡澡產生的生理影響比較大，需要考慮身體狀況與接觸時間長短的影響。

## Q2 空腹可以喝冰開水、吃冰嗎？

A：往往會這麼問，多半是媽媽看不慣孩子還沒吃飯就從冰箱拿冰的飲料咕嚕灌下肚。氣候炎熱時身體變得燥熱，空腹喝冷開水或吃冰可以舒緩身體過熱的現象，之後才吃得下飯，所以只要不是甜的飲料，反而可以提振精神、促進食慾、幫助消化，也可以幫助腸胃蠕動、緩解便祕習慣，以及胃食道逆流。

另外，在寒冷的季節裡喝冰開水，需要經過運動訓練與處在溫暖的室內環境，才不會產生失溫的壓力；因此，在國外的餐廳裡因為有開暖氣，即使天寒地凍，他們飯前常常也是供應冰開水，自有其道理。當然，如果身體無法適應，那麼要如何做，還是需要再三考量利弊。

## Q3 喝冰開水、吃冰，會使代謝下降和體質變寒嗎？

A：吃冰有助於促進新陳代謝、活化脂肪細胞、幫助解渴與散熱。尤其，過熱的時候吃冰，可以提振精神與情緒，多數人因此容易保持活力與運動力；而運動與活力的增加，可以改善怕冷無力的外冷情形，因為經過運動訓練之後，體質就會變得傾向外熱內冷的狀態。不過，吃冰會刺激副交感神經與促進平滑肌收縮，對於氣管敏感與腹瀉的人，可能需要適量或額外的訓練。

人體為了維持恆溫，生理會有適應現象，體質越接觸溫熱反而怕冷而變寒，越接觸冰冷就怕熱；所以，北方人怕熱而南方人怕冷，常喝溫熱水身體比較怕冷，而常喝冰開水反而比較不怕冷。

## Q4 生理期，可以喝冰開水或吃冰嗎？

A：喝冰水吃冰會刺激副交感神經，使得子宮平滑肌收縮變強，不過可能覺得經痛明顯。但是，好處之一是可以幫助子宮復原、減少經血的總失血量；好處之二是減少缺鐵性貧血與虛寒的體質；好處之三是副交感神經受刺激可以改善情緒，特別是在心情不好、環境溫熱時，可以考慮這麼做。

相對於喝溫熱水或熱敷，的確可以緩解子宮收縮與經痛，但是會增加出血量，容易造成慢性貧血。月經期超過五天就可能有輕度貧血，鐵的利用與造血則約需四十天才能補足，因此月經稍微量大或時間長，就會產生缺鐵性貧血，而且即使補充鐵劑與葉酸也來不及。

此外，過度接觸溫熱會讓交感神經興奮，因此容易感覺煩躁，再加上貧血後的疲倦、怕冷、體力不支等等都會影響婦女的健康。也有人認為吃冰會造成各種婦女病，事實上正好相反，理由會在第三章詳細解釋。

其實，偏離體溫的冰冷或溫熱都會產生不同的生理反應，各有其利弊，如果不確定該怎麼做，就保持中性（室溫）就好了。

## Q5 痠痛時，該冰敷還是熱敷？

A：發炎或受傷的急性腫痛不宜熱敷只能局部冰敷，冰敷時間約五到十分鐘左右，可以每一兩個小時重複冰敷一次；而慢性痠痛雖然可以藉由冰敷或熱敷來緩解，但是我不建議熱敷。

慢性痠痛的局部冰敷是為了神經效應，一方面有鎮痛效果，另一方面因為冷刺激之後神經反射使放鬆血管反而可以改善循環，因此需要的時間短只要一到五分鐘以內就可以，如果使用冷卻噴霧效果會更好。冬天寒冷時可以冰敷或冷擦拭後保暖以增加循環。

慢性痛的熱敷是為了緩解疼痛以便開始自主活動，因此只有熱敷而不自主活動會產生熱適應，而且熱敷會加重局部發炎反應並使神經痛加劇，建議盡量避免。

在我的治療對象裡，有許多運動或意外傷害後產生慢性疼痛的病人，我認為盡早活動比熱敷重要，而不活動的熱敷，在我的建議事項中是一律禁止的，如果因為活動前緊繃需要舒緩，是可以稍微熱敷，幫助運動前熱身。

值得注意的是，痛風性疼痛是不宜熱敷加熱，也不宜冰敷冷卻，除了選擇服用藥物之外，最佳的策略是飲食控制與局部保暖。

## Q6 天氣冷，可以喝冰開水、吃冰嗎？

A：天冷時在溫暖的室內運動發熱後，可以喝冷水、吃冰幫助復原，而且喝冷水的解渴效果比較好，也可以提升副交感神經，並且調節自律神經，幫助脂肪新陳代謝，不過前提是要可以維持體溫。所以，想要在天冷時喝冰開水、吃冰，就要懂得先保暖與保持運動習慣，否則失溫引起身體的壓力反應，那就不好了。

在歐美日韓地區，寒冬季節也常喝冰飲料或吃冰，一方面室內溫度適宜沒有失溫的問題，二來喝一點冰水可以解渴提神（喝溫熱水反而不易解渴，容易口乾舌燥）。

台灣的天氣溫熱時候居多，因此多數家庭裡的室內加熱設備不夠，使得冬天寒冷時室溫低於攝氏二十至二十五度，屬於容易失溫的環境，如果少活動，容易感覺手腳冰冷、僵硬，在這種情形下自然常喝溫熱水或熱湯來保暖，但是過度倚賴體外熱源反而製造各種健康問題。

## Q7 究竟喝冰開水好，還是喝溫開水好呢？

A：整體而言，吃冰、喝冰開水，或者喝溫熱水、熱湯，都會產生生理反應，各有其利弊，不可因噎廢食。要怎麼樣得到最大的好處而減少副作用，需要有足夠的生理學常識。

在寒冷環境下身體體溫不足時，喝溫熱開水可以補充熱量、維持體溫、減少交感神經作用，因此令人舒服；但是，在溫暖的氣候時就常喝溫熱開水，身體會產生熱適應、降低新陳代謝，並且增加發炎的機會，也容易產生自律神經失調與慢性疼痛。

氣候溫暖時喝冰開水，可以刺激副交感神經作用、減少自律神經失調提振精神，也可以減少天冷時發生對冷敏感的問題，除了幫助降溫散熱、減少發炎，同時也會提高脂肪的新陳代謝。

如果不確定自己或家人該怎麼樣才好，則喝室溫的涼開水就好。不過，當腹瀉、咳嗽或生病時，建議可以喝溫開水，以幫助提高免疫力，緩和副交感神經的腹瀉與咳嗽的作用。

## Q8 有心臟病、高血壓等慢性病的人，可以喝冰開水或吃冰嗎？

A：在溫暖的環境中，心臟不好或糖尿病的人因為散熱能力差，所以容易發生過熱而交感神經過度興奮的現象，進而增加心血管的負擔，因此可以喝冷開水或吃冰降溫，以緩解交感神經興奮對心臟與血糖的刺激；其他慢性病患者多數也是會有類似問題。簡單的說，就是該散熱解熱時，若反而加溫，會增加生理負擔不利健康。

在冬天寒冷時，身體不好的人應該保持室溫溫暖，而以喝室溫涼開水為主，如果手腳冰冷常需要喝溫熱水取暖，那麼應該注意是否室溫太低造成失溫的壓力，維持室溫在攝二十三至二十五度左右可以減少失溫，這樣的溫度環境還有利於活動，因為冷而不活動終究會對心血管產生不利的影響。

高血壓患者對冷熱變化很敏感，過冷會刺激血壓，過熱也會刺激血壓升高，所以高血壓患者並不一定喝冷或喝熱。因為血壓受到藥物、心收縮、血管張力與交感神經狀況等等因素影響，需要視環境與個別情形而論。燥熱或失溫都會刺激交感神經，使得血壓忽高忽低不好控制。

總之，高血壓只要藥物控制得當，身體過熱的時候給予適當降溫，反而穩定血壓減少心臟負擔；相反的，天氣寒冷使得血管收縮會升高血壓，這時候補充熱量可以放鬆血管使血壓降下來。

## Q9 氣喘可以喝冰開水或吃冰嗎？

A：吃冰刺激副交感神經會使平滑肌收縮，因此對咳嗽或氣喘不利。但是，平常都習慣喝溫熱開水會使氣管對冷更敏感，一吸到冷空氣就咳嗽或氣喘，因此平時就習慣喝涼開水或做減少冷敏感的訓練，一旦咳嗽或氣喘發作時，喝溫開水的緩解效果較好。

## Q10 胃食道逆流，應該喝溫熱的還是冰冷的？

A：胃食道逆流多數屬於自律神經失調的表現，也就是交感神經過強而副交感作用不足。除了對冰冷不適應的人之外，我治療的案例一旦從喝溫熱水改成冰冷開水之後病症幾乎都會好轉，其實對有些胃病患者也有相同的效果，至於原理為何我會在第三章有詳細說明。對於不想喝冰冷或不適應的人，可以改喝室溫的涼開水就好了。

## Q11 喉嚨痛、鼻塞可以喝冰開水吃冰嗎？

A：感染性的上呼道症狀多數不適合冷刺激，同時也為了提升免疫力而需要喝溫開水；相反的，敏感性的鼻塞是自律神經失調的症狀之一，屬於鼻咽冷敏感的現象，常喝冰開水可以使鼻咽逐漸對冷產生適應，減少鼻塞的現象。

因此，感冒發燒時喝溫開水可以緩解症狀，但是感冒好之後如果常喝溫開水，會使鼻咽產生冷敏感，而造成慢性鼻塞、或鼻咽喉嚨乾澀，甚至容易有聲音沙啞的問題。

## Q12 自律神經失調，該喝溫熱開水或冰開水？

A：大多數的自律神經失調源於交感神經過度興奮而產生症狀，因此常喝溫熱開水反而使交感神經興奮而加重症狀；相反的，在溫暖的環境下喝冰開水常能緩解症狀。在本書第三章會有詳細說明。

## Q13 心情不好時可以喝冰水吃冰嗎？

A：心情不好時，通常是交感神經興奮、或副交感神經低下。在天氣熱或身體過熱時給予冷刺激，例如吃冰品，可以提振副交感神經放鬆心情；除非身體健康有疑慮，否則多數情緒失調與失眠的患者可以因此得到改善。另一方面，天氣冷時因活動減少所產生的情緒失調，則需要保暖並且要足夠的活動以提振精神。

# 第一章　認識四種體質

# 冷熱體質大解析

## 沒生病卻不舒服，只能求助無門嗎？

西醫體系向來以器官的分類分科來診治患者，在病理上這樣的分類效率高也很精準，只要是病理問題，多數可以得到最先進且有效的治療。

但是，往往很多患者並沒有達到疾病的程度，只是生理上的機能失調而產生不適的症狀，也就是還沒有到「病」的狀態，礙於這類失調症狀超出了分科的範圍（因為人體器官機能是由自律神經來協調），因此在西醫的治療體系下難免有頭痛醫頭、以偏概全，或者是殺雞用牛刀的現象。

因此，當身體的不適如果沒有明確病理或實驗證據，醫師往往無法給予明確的診斷與治療，造成機能失調的患者常遊走各科之間而得不到答案，甚至被誤認為心理有問題，而許多病患也會覺得各科醫師們各說各話、莫衷一是，令他們困擾不已。

古代經典說：「上醫醫未病之病，中醫醫欲病之病，下醫醫已病之病。」對於未病、欲病等統稱亞健康的人，經常求助無門，但其實未必，因為經過多年的臨床經驗我發現，以整體生理現象與自律神經症狀將患者的體質以內外冷熱分為四類，有助於將臨床上時常面對的生理症狀化繁為簡。

大多數患者的生理症狀都不出內、外、冷、熱這四個類別，一方面可以對患者所遇到的生理性問題而予以快速歸類，另一方面也可以給予多數患者一個符合人體生理的治療與保養方向，而這也是我在臨床上生理治療的基礎。

# 以生理學為基礎，認識人體四類體質

傳統上，華人很重視體質的問題，以此作為養生或調理病症的依據，習慣上將體質分為冷熱兩種，如果你怕冷就被歸類為冷的體質，因此很容易將大多數的人或病症歸為冷所產生的問題。事實上，主觀上感覺的冷，與自律神經運作的冷完全不同，也因此將身體狀況區分為冷熱二類，其實是過於籠統。

中國傳統醫學將身體狀況用八綱來分類，以此作為臨床診斷，也就是以陰陽、表裡、虛實、寒熱四個變數共十六種身體狀況來判別，這樣的分法過於繁瑣，在臨床上不好應用。事實上，也很少有醫師看診時，真的將患者的體質依四個變數這麼辯證分類。

經過多年的臨床經驗，我以生理學為基礎，在看診時將來診的患者體質簡化以內外、冷熱兩個變數分為四組，內外是指內臟與肢體，而冷熱

## 核心體溫與散熱

## 人體日常溫度波動

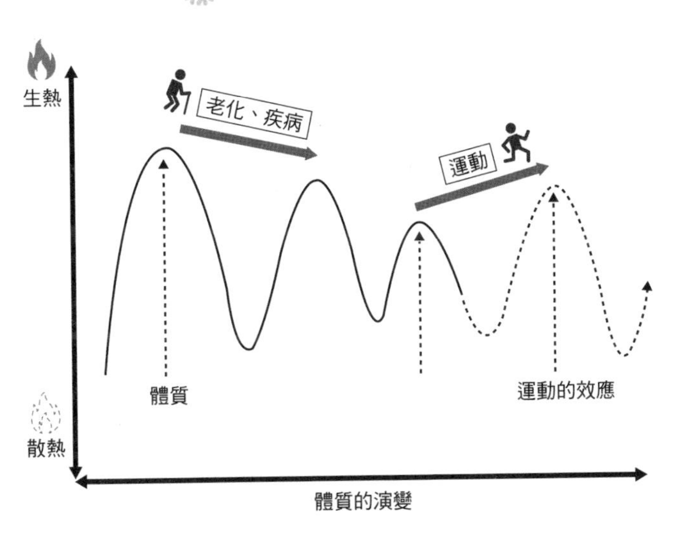

則是包含患者主觀對溫度的感受、與客觀的體型，以及自律神經的運作狀態來觀察。

著重的是以維持恆溫為主軸的生理現象作劃分，大體上是在於生熱、散熱、發炎三個方面，要表達的是以循環、發炎，以及新陳代謝為主的生理現象。

所謂「外」是指事關循環與生熱的能力，因為與肢體的運動能力關係密切，所以歸類為外；而「內」是指內臟機能，與自律神經的機能關係密切，所以歸納為內；「冷熱」是概括發熱、散熱（如流汗）、與發炎的狀態。

基於我對人體生理系統性的掌握，所以我才可以用非藥理的方式去治療各種疼痛與自律神經失調的問題，也就是以生理基礎的方式去治療各種機能失調的病患。

## 三分鐘檢測，認識自己的體質！

勾選項目越多者，則越趨向該類體質。

**1. 你是外熱內冷一族嗎？**

☐不怕冷不怕熱、掌心溫熱

☐運動規律達中強度、體型略胖到精瘦

☐食量正常或偏多

☐副交感神經作用強使得休息心跳慢且小於六十下、運動後心率恢復快

**2. 你是外冷內冷一族嗎？**

☐怕冷、手腳容易冰冷

☐少運動、容易累、睡眠長、不容易出汗

☐食量少、食慾不振、容易腹瀉、精神尚可或好

☐交感神經低可能使心跳常常小於七十下、體溫偏低、體型偏瘦或過瘦

**3. 你是外熱內熱一族嗎？**

☐不怕冷、很怕熱、多汗

☐口乾舌燥、頭昏眼花、鼻塞、胃食道逆流、腸躁、慢性疼痛

☐食量正常或多、情緒失調、失眠

□ 交感神經高過副交感神經，使得心跳常在八十下以上、多動者壯、少動者胖

**4. 你是外冷內熱一族嗎？**

□ 怕冷也怕熱，手腳容易冰冷、容易過熱而頭昏腦脹

□ 少運動、容易累、不容易出汗、大病後或慢性病痛

□ 口乾舌燥、食慾不振、胃食道逆流、便祕或腸躁、情緒失調、失眠

□ 交感神經高使得心跳常在八十下以上、體型胖瘦不一、嚴重者體重下降使體型偏瘦或過瘦

## 內外與冷熱在生理上的意義

外：涵蓋肌肉、脂肪與循環。

內：指內臟與自律神經機能。

冷：意味肢體散熱強或生熱過少、或內在副交感神經強而發炎現象低。

熱：意味肢體散熱差或生熱過多、或內在交感神經強而發炎現象高。

## 四種體質的肢體與核心溫度

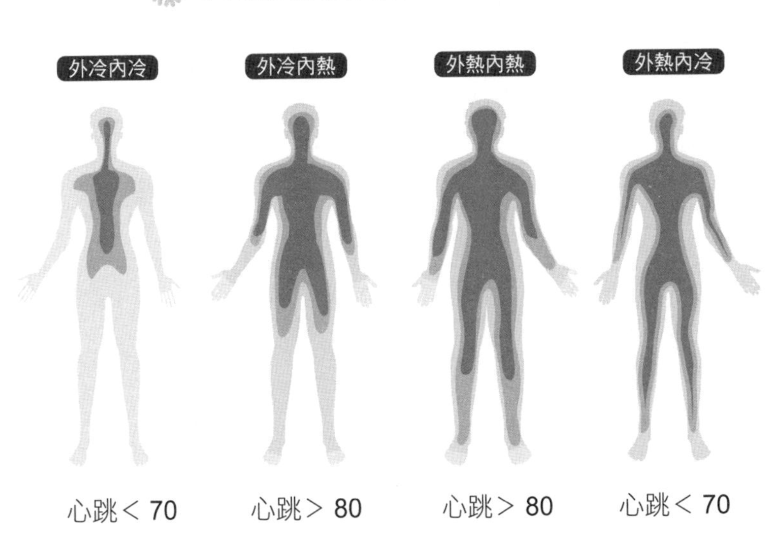


雖然把體質分類為四種，但是並不是所有人的體質都是一成不變，可以大切四塊分得一清二楚，事實上生物的特質是有自然分布曲線，也會受自身與環境的條件變化而影響表現，所以更多人實際上是在兩者之間波動，例如介於外熱內冷與外熱內熱之間，或是外冷內熱與外熱內熱之間等等。

此外，體質也受天候的影響，例如炎熱時散熱不易所以容易偏向內熱，而寒冷時生熱不易所以偏向外冷。

## 類型1 外熱內冷體質：循環好、少發炎

所謂外熱內冷（生熱、散熱能力強）是指生熱與散熱能力都在高檔而內在少發炎的體質，這樣的人都有著長期運動或勞動的習慣，因為身體勞動與運動能力強，所以肌肉與脂肪的代謝活躍而容易生熱，加上循環排汗散熱好，身體就不易受氣候冷熱的影響。

這種體質外觀壯碩或精練、氣色沉穩、精力旺盛、活力充沛，他們的生活狀態通常處於好吃、好動、好睡的三好狀態。休息時的心率通常偏低且少於每分鐘六十下。

事實上，外觀極健康、身體檢查無恙的愛運動人士，如果有突發的健康意外，多數與心血管的心率或栓塞有關。也就是說，這樣的體質雖然是其他體質改造的目標，但要注意心臟傳導問題造成心率過快或過低，也需要小心注意血管栓塞的風險。

外熱內冷的體質，如果受到長期病痛或過勞的影響，通常先轉為外熱內熱，部分體質流失（例如肌少症、體重過輕）而偏向外冷內冷，常有

的症狀就是失眠或睡不飽、口乾舌燥、胸悶心悸、容易累與情緒失調，體重明顯上升或下降。

如果注意一下自己的心跳狀況，可以發現休息心率比平常升高十至二十%，或者從每分鐘五十幾下增加到七八十下以上。如果沒有特別的疾病則是自律神經失調所產生的徵候，會有這樣的變化可能是在一段時間過勞後、或某次生病後的後遺症，其中有些只是一般感冒或流感就使整個人變了，即使這樣，多數人只要加強散熱、抗發炎、調整工作、規律運動，不難恢復。

## 類型2　外冷內冷體質：新陳代謝慢、活動力差

外冷內冷（生熱、散熱能力差）的體質，多數源於氧氣或營養的供給不足、吸收障礙、或神經內分泌等問題，使得新陳代謝緩慢，因此活動力差。臨床上，常見於甲狀腺功能低下、心肺疾病、慢性貧血、消化道疾病、癌症、或一場大病後體質流失的患者。這種體質的人外觀體瘦、

臉色蒼白、食慾差、消化不好、容易便祕或腹瀉、活動力差、怕冷，但是心跳可能正常或偏慢。

對於這樣的患者，首先要排除有各種疾病的可能，由於消化能力有限，適合少量多餐，同時若吃蛋白質與油質過多容易脹氣或腹瀉。運動是改變這種體質的主要手段，但是需要耐心，也要遵循少量多動的原則。

特別要提醒的是，想要改變外冷內冷體質決定於病因是否可以治療，如果透過內科或外科可以治療身體的問題，再加上患者的毅力，多數還是可以恢復趨近類型一的外熱內冷理想體質狀態。

## 類型3　外熱內熱體質：怕熱、容易流汗、口乾舌燥

外熱內熱（生熱強、散熱差）是指生熱與散熱能力夠，但是內部的發炎反應使身體機能發生體內過熱的問題，這與體質、工作、生活與急性病有關：體質因素（例如過敏），工作生活因素（例如過勞或過度訓練），健康因素（例如慢性疼痛、自律神經失調或其他疾病）。這類體

質者常有飲酒過度的習慣，如果喜歡泡澡或喝熱茶也會加重症狀。

這樣的患者外表大多壯碩有力或者過胖、部分顯得精練，他們大多有長期中高強度運動或勞動的習慣，而病徵可能來自交感神經過於興奮的自律神經失調症狀或各種病痛，由於身強力壯，心率不見得快（通常七十至八十下或更慢），因此不一定有明顯症狀。

通常看到的外表健康、臉色紅潤、怕熱，並且容易流汗且口乾舌燥，常有慢性鼻病、胃食道逆流、失眠與情緒失調，有的因為工作與運動的關係，常有慢性疼痛的困擾。臨床上，這類體質的人首先要注意心血管發炎、栓塞，以及其他潛藏疾病，也常需要調整運動習慣，避免過勞或過度訓練，同時需要學習如何冷卻降溫，以減少身體發炎與自律神經失調，中年以上可以考慮服用抗凝抗發炎的低劑量阿斯匹靈。

外熱內熱的體質如果減少身體的發炎發熱情形，可以轉化為類型一的外熱內冷狀態，那麼整體身體機能就更能正常發揮。相反的，外熱內熱的病症如果沒有改善，就可能演變為外冷內熱的狀態，如此一來，精神與體力也就大不如前。

改善體質的方式很簡單，只要減少應酬喝酒、或者增加有氧運動、減輕體重，有的人只要學會冷卻降溫、減少外來熱源（例如過度泡熱水或時常喝溫熱水）就可以得到明顯改善。

## 類型4 外冷內熱體質：失眠、容易累，怕冷也怕熱

外冷內熱（生熱能力強過散熱能力）的主要表徵是內有明顯交感神經興奮與發炎現象，而外在活動能力不好、容易累、怕冷，但是有的也同時怕熱，外表看起來胖瘦不一，臉色透黑或白，看起來表情呆滯、精神不振。

造成這種體質的急性因素主要來自病痛發炎的後遺症，慢性因素則大都是生活中太倚賴外來的熱源，而讓神經產生熱適應，因此身體內部容易過熱發炎，也使得肌肉脂肪生熱能力不足而併發各種症狀。

簡單講就是身體肌力不足、脂肪白化囤積，而內在有發炎過熱的現象；由於交感神經興奮度高，所以表現出來心率偏快（通常每分鐘八十至

九十下以上）、情緒失調與失眠，而內臟發炎，眼鼻容易脹。此外，腸胃的腫脹表現則為脹氣、食慾不振、胃食道逆流、便祕或腸躁等等問題。

我常見到這類體質的病人因為有各種身體症狀而被歸為「冷底」，因此，他們想藉著常喝溫熱水來改變體質，這樣做的結果反而使症狀越來越嚴重。在這裡要提醒大家，正常的生理反應是常接觸溫熱反而漸漸怕冷；相反的，常接觸冰冷反而漸漸怕熱。

想要解決外冷內熱的體質就要增加生熱與散熱能力，一方面治療病痛減少發炎，並且紓解自律神經失調；另一方面在生活上維持規律運動加強生熱能力、減少倚賴外來熱源（例如避免常喝溫熱水或長時間泡熱水澡）、常冷卻發炎（例如多喝冷開水，甚至冰開水），並且調節神經進行冷適應訓練，這麼一來，絕大多數的患者可以改善症狀而煥然一新。

要提醒大家一件事，外冷內熱的體質或多或少會合併一些身體的不適，這是因為交感神經過度興奮而產生自律神經失調的症狀，如果合併有心跳過快、體重下降或食慾不振的現象，則可能已經有嚴重的身心問題或疾病，需要家人朋友的特別關注。

## 調整體質第一步，建立「馴化作用」的觀念

我們的身體對於偏冷或偏熱的環境和刺激，都會有自我調整逐漸適應的現象，這是一種馴化作用（acclimation、adaptation），涉及生理與細胞的生化變化，利用這種馴化適應的作用，我們可以調整身體去適應冷或熱的環境。

過去，在門診中我時常遇到患者詢問有關調整體質的問題，尤其女性患者對於這樣的議題特別感興趣，除了注重自己的養生之外，也關心到家人的健康。

有趣的是，多數人對於怕冷的問題比較重視，也以為很多病痛都是身體冷所引發，因此重視如何溫補身體來避免手腳冰冷，以為怕冷就是要穿暖一點、吃溫熱一點、吃補一點來改變體質，到了冬天就可以比較不怕冷；其實，除了吃胖可以比較不怕冷之外，有時候過度食補反而讓人

更怕冷。殊不知更值得大家重視的是，過熱產生的各種副作用。

當我們常接觸到溫熱的東西，就會適應溫熱而怕冷；相反的，常接觸冷的東西，經過馴化適應之後，反而會比較不怕冷。所以，當生活在氣候寒冷的地方，像是在東北或北美住一段時間，一回到台灣就不感覺台灣的冬天會冷，反之亦然。利用這種生理馴化作用，我們是可以有限度的訓練自己比較不怕冷或者不怕熱，訓練的方式就是安排所設想的環境、溫度、飲食，並且加上運動，讓效果更顯著。

協助其他體質趨近外熱內冷，是我在診治患者體質的標的。在夏天炎熱的時候，重點在冷卻消炎營造內冷的狀態，因為冷卻散熱可以幫助身體恢復機能，解決過熱的症狀；而冬天寒冷時的重點是營造外熱的狀態，因為充分的活動與保持溫暖的室溫，是解決慢性疼痛與自律神經失調的先決條件。

# 「馴化作用」讓你更容易適應冷與熱

人們對於冷熱的刺激或者氣候的變化，都有短期的反應與長期的適應現象，這就是馴化現象。因此，討論冷熱要考慮短期的影響與長期的反應所造成的效果。這些反應有時候與我們的直覺並不相同，短期看起來影響不大，但是長期累積下來的效果就驚人。

冷熱的適應現象，也會使細胞的生理作用產生抗熱或抗冷的蛋白質，比較明顯的是表現在神經的反應上。舉例來說，如果我們常接觸熱，就會對熱適應，因此對冷就會敏感；相反的，常接觸冷，就會對熱比較敏感。

適應現象人人都做得到，尤其藉由運動的幫助會比較快進入狀況，因為運動可以增強我們身體的散熱與生熱的機能。運動增強肌肉、促進新陳代謝產生更多熱，而運動所訓練的排汗作用可以讓我們更有效的散熱，因此，運動對於冷熱的適應現象有很大的幫忙。

要想減少對冷的敏感，可以進行冷馴化的訓練，這種訓練可以分為表皮與核心兩部分，配合運動效果會更好。我們外表的皮膚、或者消化道，時常接觸冷的東西就會對冷比較容忍，因此對溫熱比較敏感而增加散熱的反應。

## 冷馴化與熱馴化

如果怕冷而包的很緊，並且時常喝溫熱水，反而會更怕冷；如果在氣候溫和的時候進行運動訓練，並且練習常接觸冰冷的飲食，到了冬天就會比較不怕冷。此外，我們身體對於冷的刺激會增加新陳代謝，使得脂肪的代謝變好；而冰冷的飲食會刺激腸胃的收縮，使得他們更有力，因此排便會更順暢。相反的，為了減少對熱的敏感，準備到炎熱的地方工作運動的人，可以進行熱馴化訓練。時常在炎熱的地方工作的人，都會有不怕熱、容易流汗的體質，就是這樣的道理。

常喝溫熱水的人也有熱馴化的現象，因此平常飲食的溫度會要求比較高，而且有越吃越熱的情形；相對的，對冷變得比較敏感，容易怕冷風、冷水。

遺憾的是，我們身體對於熱的容忍有限度，縱使感覺神經可以對熱適應而對熱比較不敏感，但是溫度稍高身體就容易有發炎現象，因此長年累積下來的熱傷害，以至於發炎轉癌症的風險不可小覷。

另外，溫熱有降低新陳代謝產熱的生理作用，因此會讓脂肪組織白化而容易囤積，因而產生代謝症候群，這方面我會在新陳代謝的部分詳細說明（參見第三章）。

## 改善怕冷體質，就是要冷刺激

很多人都有冬天怕冷、手腳冰冷的問題，要改變這種體質，首先要有足夠的運動訓練以增加肌肉與脂肪的代謝能力，其次也可以從降低飲水的溫度著手。

人體的生理可以適應約攝氏二十度上下的飲水，根據一些醫學研究的結果，喝大約攝氏十度以下的冰冷開水會產生明顯生理適應作用，到了攝氏四度作用最明顯[58][59][60][61]。

### 喝冷開水、冰開水，甚至含冰塊

想要用喝冰冷開水調整怕冷體質的人，可以先喝室溫的開水一個禮拜，接著在溫暖的環境下（室溫約攝氏二十度以上）練習喝少許（或者漱口）攝氏十至十五度的冷開水一或兩個禮拜（大約是一半室溫一半冰箱裡拿出來的開水）。

如果可以適應了，也可以進一步試著喝（或者漱口）冰箱裡拿出來的冰開水兩個禮拜。最後，如果身體良好，想要增加自己的適應能力，可以進一步喝含冰塊的冰開水（大約攝氏四至五度）。

這樣的訓練對於多數自律神經失調的病人效果不錯，尤其是平時心跳偏快的人，因為他們的身體呈現慢性發炎、慢性過熱的現象，所以適當冷卻之後，多數案例覺得放鬆很多。當然，有些時候身體不太適合喝冰開水，例如氣喘、咳嗽、腹痛腹瀉、感冒、發燒、畏冷等等還是以喝溫熱開水為主[53]。

從外部冷刺激造成冷適應與增加副交感神經作用也是可行的方式之一，刺激的區域以下肢小腿為主。

天氣熱的時候，小腿可以泡冷水一到三分鐘左右或者沖冷水；天氣冷的時候，可以用濕冷的毛巾擦拭腿部一分鐘，然後穿上長褲保暖。一天數次就可以了，這麼做可以訓練肢體的冷適應，增加皮膚的代謝與四肢循環。

# 規律運動能調節核心體溫、增強心肺又紓壓

調整體質的另一項重要工作是規律運動，因為運動有助於我們產生熱量，並加強散熱的能力，會比較容易調節核心體溫而適應天氣溫度的變化。到了冬天，不必太倚靠外來的溫熱來維持；到了夏天炎熱時，因為散熱能力好，比較不會有過熱而容易疲勞的現象[57]。

運動好處很多，可以幫助紓壓、增加心肺功能、幫助造血緩解多數的貧血現象、增加肌肉幫助脂肪代謝、幫助腸胃蠕動與消化、增加皮膚的彈性幫助排汗與散熱等等。但是，運動中身體的散熱問題與運動後的發炎現象，如果沒有好好的處理，會容易累而影響耐力與後續的恢復狀況。

如果身體不適應冰冷的開水，可以選擇喝杯室溫涼開水，而運動流汗後喝溫熱的開水則是火上加油，不符合生理需求的。

在這裡要提醒讀者，體質的調整或者冷或熱馴化的訓練是正常生理現象，最好是在沒有生病的狀態下進行，如果有生病的情形會使得生理變化複雜，需要有專業的醫師指導。

### 運動訓練後耐熱能力上升

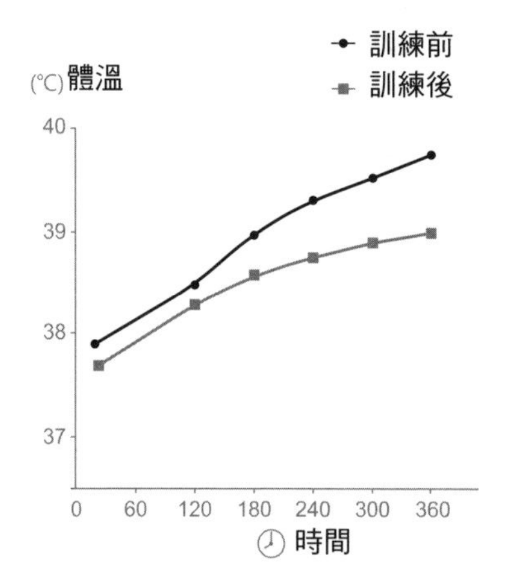

### 外熱內冷：常見於長期慢跑、做耐力運動或長年勞動生活的人

外熱內冷是指手腳四肢溫熱，平時交感神經不太興奮的體質，這種體質大多數是有長期慢跑、或其他耐力運動、長年勞動生活的人。他們的副交感神經機能強，容易入睡；外觀精壯而心肺功能好，因此心率慢；四肢肌肉精練有力，不怕冷；身體散熱能力強，不怕熱，也不怕流汗。

這樣的身體看似完美，但需要依靠大量的活動或訓練來維持，因此，潛在的健康風險是心臟傳導問題或血球過多，造成凝血過強的血管栓塞問題，要小心運動或活動中發生猝死的突發事件。也就是說，生活上他們的新陳代謝快，除了需要注意補充水分電解質，也需要定期監測心臟、血球與凝血的機能。

**案例** 長年鍛鍊身體，但退休後情緒低落、悶悶不樂

陳先生六十六歲，身材俐落挺直，一看就知道有長年鍛鍊身體的習

慣，他的困擾是從主管退休後，情緒低落不快樂，即使服用抗憂鬱藥仍然效果不好。他的身體健康、經濟良好，也沒什麼特別的煩惱。

**調整與馴化 ↓必須不斷接受挑戰，才會充實愉快**

身材精煉、肌肉發達的他，休息心率每分鐘約六十下，顯然是外熱內冷型，於是推斷他的問題不是交感神經過度興奮的情緒失調，而是生活失去刺激少了興奮感而不快樂。閒談中得知，唯一令他盡興的事就是與朋友打球比賽，激烈的比賽才會讓他愉快平靜。

這類體質的人有共同的特性，就是不畏懼挑戰，有所謂心臟大顆的性格，少了足夠的刺激導致交感神經不夠興奮，造成興奮後緩和所產生的愉悅感就變少了，所以需要不斷挑戰，才會感覺充實快樂。

## 外冷內冷：常見於內分泌失調、供氧不足、腸胃不佳、手術化療者

外冷內冷是指手腳肢體容易冰冷，交感神經活動沒有特別明顯，因

此新陳代謝與消化能力是慢的，會有這種現象可能是因為內分泌失調（例如甲狀腺機能低下），身體的氧氣供輸有問題（例如心肺疾病、貧血），或是腸胃不好造成營養不良（例如胃切除手術後），亦或癌症患者在化療後體質流失的表現。

外冷內冷體質的人外表瘦弱、體力不好、食慾不振，雖然怕冷，但有些人精神還不錯，休息時心率的表現屬正常或略快。這類患者最迫切的需求是如何提升食慾、增加食量，或者解決胃腸脹氣、腹瀉等問題。嚴重者可能需要不定期接受營養點滴注射。另外，由於適應能力低，他們也需要溫暖適宜的環境溫度。

### 案例　化療和手術後，身體消瘦、沒有食慾、很怕冷

黃女士六十一歲，是個腸癌手術與化療後數年的患者，外型消瘦體重只有四十公斤上下，雖然天氣溫和還是會戴著帽子，並且全身包得緊緊

的。她的胃口不好，容易脹氣或腹痛腹瀉。值得慶幸的是，精神還很好，她希望能夠增加體重、養好身體，才能接受標靶治療。

**調整與馴化**　**↓少量多餐，改善腹痛腹瀉，朝增重邁進**

外型消瘦、怕冷的她，休息心率每分鐘約六十至七十下，顯然是個外冷內冷的例子；換句話說，她的交感神經與副交感神經的作用都在低檔。我建議她少量多餐，不要急著補充營養，因為吸收有限反而容易腹痛、腹瀉。經過我的治療，雖然體重未達到預期的目標，但是腹脹、腹痛的情形大為改善。

**外熱內熱：常見於不運動而發胖者、愛運動而壯碩的人**

外熱內熱是指肢體強健而內在有明顯發炎過熱的情形，臉色可能呈現過度紅潤，外觀看起來發胖體型、壯碩或精練等身材。換句話說，如果少運動則呈現過胖的樣子；如果是精壯者，通常有中高強度的運動或生活習慣。

外熱內熱體質的人如果休息心率達到每分鐘九十下以上，明顯有問題。不過，也有些人雖然心率表現在正常範圍，但休息心率卻少了運動訓練後應該呈現心率緩慢的自然現象，這反映出交感神經作用有隱藏性偏強的現象。

交感神經過度興奮，多數睡眠並不好，而且身體內在有明顯的發炎、過熱或過敏問題，所以很怕熱；同時，精神容易緊繃而不容易放鬆。他們多數是因為生活壓力過大、過度勞動或者運動過度而有這種表現，少數是因為系統性疾病或內分泌問題，例如甲狀腺亢進。

## 案例　中年體壯微胖、失眠、心悸、高血糖、高膽固醇

李先生四十四歲，臉色紅潤、體格壯碩、身材微胖，容易失眠與心悸，也有慢性鼻塞問題。他雖然以勞動工作為主，但是血糖與膽固醇都偏高，常喝熱茶想要消脂、降膽固醇，但仍免不了需要應酬喝酒。

調整與馴化 ↓鼻塞、心悸改善，血糖近正常，精神好

門診中他的休息心率每分鐘七十至八十下，並不快，但是以他的工作生活狀態應該在每分鐘六十上下，以體型判斷他是一個外熱內熱的案例。建議他要少喝酒，並且增加有氧運動，也要他停止喝茶或溫熱水；同時也做神經調節治療，經過一段時間之後，就很少鼻塞或心悸了，血糖也接近正常，精神也不會那麼急躁了。

## 外冷內熱：常見於慢性病、不常運動者，女性或中老年人居多

外冷內熱是指怕冷而手腳肢體也容易冰冷，但是身體內部是呈現發炎過熱的現象，外觀上看起來軀幹可能胖或瘦，但是四肢軟弱無力可能呈現肌少症的現象，這種體質常見於慢性疾病或不常運動的人，多數是女性或中老年人，主要是因為身體內部的長期發炎反應與不活動造成體質流失所產生，他們通常活力不好、少運動或者不想動。

但是，這類型體質的交感神經卻表現出過度興奮，因此心跳快而容

易口乾舌燥，雖然怕冷也很怕熱卻不易流汗，而且有人身體熱起來就容易喘。臨床上，我看到慢性病痛或情緒失調的患者大多數是這種類型，如果他們體重過輕或者快速下降，就可能會產生輕生的意念或企圖。除了身心病痛的因素造成這樣的體質之外，多年來我也看過許多年輕女性其實是缺少運動而怕冷，卻過於熱衷以溫熱飲食調理身體，例如長年喝溫熱開水或食補而造成這種體質。她們通常月經過量而有慢性貧血現象，而家人越給她們補身體或者不分季節不斷喝溫熱開水，反而越容易累而怕冷。

此外，飲食不健康、過度飲酒、或生活不規律、少運動也會造成這樣的體質，也容易患有代謝症候群。有些過敏、氣喘或風濕免疫患者，因為疾病與藥物（例如類固醇）的關係也會呈現這種樣貌。

發炎與交感神經過度興奮是造成這種體質的主因，因此日常生活重點是減少過熱發炎，所以要避免時常喝溫熱開水、泡澡或熱敷，並且需要增加運動以增加身體的肌肉與活力。簡單的說，改善外冷內熱體質的重點，就是減少發炎與增加生熱能力這兩件事。

## 案例　年輕女性怕冷、常喝溫熱水、情緒失調、胃食道逆流

何小姐二十七歲體型偏瘦、神情嚴肅，多年來一直怕冷、怕風，也有胃脹等胃食道逆流的症狀，雖然胃鏡檢查中有輕微潰瘍與幽門桿菌，但是藥物治療數個療程仍然無法根治，也許是這個因素導致她變得憂鬱、焦慮。

時值夏天，她來門診時卻穿著長袖T衫，而且還不時從提包裡拿出保溫瓶喝水。綜合她的症狀與休息心率持續在九十下以上等情形，明顯是外冷內熱的體質。

### 調整與馴化　→喝涼水、勤運動，順利擺脫胃食道逆流

我告訴她這些都是交感神經長期過度興奮的結果，除了神經調節治療之外（關於神經調節治療，詳見《身心壓力多大，聽心跳頻率就知道》），還需要改變生活與飲食習慣。首先要停止常喝溫熱開水的習慣，可以從先喝室溫涼水開始，再嘗試適應冰冷開水；同時，要開始運動培養肌力、幫助流汗。經過兩個月後，已經可以常常看到她的笑容，體力

變好、不再怕冷，也擺脫胃食道逆流的困擾。

從以上我們可以了解除了不可避免的疾病因素之外，生活上影響體質與健康最重要的因素是保持活躍與減少發炎。適度的運動保持活躍，有助於身體的自律神經機能有正常的波動，有從興奮回復平靜的波動就會感到身心愉快；而致力於減少發炎，就可以減少損耗，保存體力。

現代的醫學研究也發現到，眾多疾病與癌症和發炎現象有密切關係。所以，我認為養生觀念應該從傳統的溫熱補身套路，轉為現代以減少發炎為主旨的生活習慣。

梁醫師小叮嚀

**內耗的中老年人，忌進補和不斷喝熱水**

多數的中老年人或者心臟不好的人有外冷內熱的問題，手腳容易感覺冰冷，而身體內部時常處於發炎過熱的狀態。他們的生熱與散熱的能力不好，因此冷卻與保暖一樣重要。

大部分的人以為手腳有活動，才會有過熱的問題，其實單純心跳過快、或者不斷喘氣，就需要消耗很多的熱量，雖然這個時候手腳可能是冰冷的。

**外冷內熱時身體處於一個內耗的狀態，容易口乾舌燥、睡不好、甚至食慾差，如果他們的體型比較胖，就會有散熱的困難而怕熱容易喘，因此喝點冰涼的開水可以幫助降溫，緩解過熱產生的不適。**

如果以身體不好為由而一味的加溫、補身體、或者不斷喝溫熱開水，反而會增加發炎與病痛，同時過熱發炎也使人更沒有精神而沒有能力運動，一旦活動力不足就容易產生各種慢性病痛，甚至這些人等到了冬天，即使做暖暖身體的運動，也可能讓心肺的機能負擔不了，是最不願意見到的連三壞情況。

# 第二章

## 冷，減少發炎

# 原來我們身體愛冷多一點！

# 冷熱的觀念不清楚，小心影響健康

在我行醫三十幾年的過程中，治療的病症多數是疼痛、自律神經失調與婦女病。這些病症容易受到外來冷熱刺激與內服冷熱飲食的影響，選擇不適當的話，輕者延遲病痛、重則加重病情。

為此，我經常要給患者相關的衛教，但是多數患者對於我的解說感到訝異與困惑，因為有些人甚至以從來不吃冰或喝冰開水為傲，或言之鑿鑿認為西方人愛喝冰開水，所以老得快。然而，與我們基因相近的日本或韓國人也愛吃冰或喝冰飲料，是不是他們也老得快？

冷熱的效應對於身體的影響很大，但是多數人會在心理上一面倒地傾向選擇溫熱的條件或事物。其實，在不同的生理或環境下選擇不太相同，不能以一概全。無論是外服或者內用，冷熱的選擇都會造成短期和長期的影響。冷熱的觀念如果不清楚，所產生的副作用超出一般人的想像。

冷熱對身體的影響是很複雜的，短期和長期的刺激可能會有不同的結果，甚至不同的環境之下也會有不同的效果。正確處理冷熱的問題可以幫助我們的健康，錯誤的運用長期下來對健康的危害很大，這樣的例子在我的門診中從來沒有少過。

所以，我把多年來教導病人的冷熱健康知識，在本書做詳盡的整理，希望能夠給大家一個明確而科學的依據。

## 事實上，我們對冷的容忍度比熱高

在討論冷熱的問題之前，我們先要知道人體是一個恆溫的有機生物體，運作溫度保持在攝氏三十七度上下，差異約只有〇．五度，我們量到的表面溫度大約比核心溫度低〇．五度。

在一天當中，早晨六點左右我們的體溫最低，約是攝氏三十六．四度，而在下午五點時體溫高達約攝氏三十六．九度。所以，黃昏休息後如果活動減少，體溫就會慢慢降低。如果體溫在攝氏三十八度以上，就開始有發燒的現象，如果在攝氏三十六度以下就有體溫過低的現象。因此，身體在正常情況之下，會運用各種生理反應以保持體溫的穩定。

人體的新陳代謝作用終日持續不斷，意思是我們身體不斷的燃燒熱量作工而發熱，因此，實際上我們對冷的容忍度比熱高。所以，氣溫只要超過攝氏三十度就會讓我們感到炎熱難耐，如果達到攝氏三十八到四十

## 一天中體溫的變化

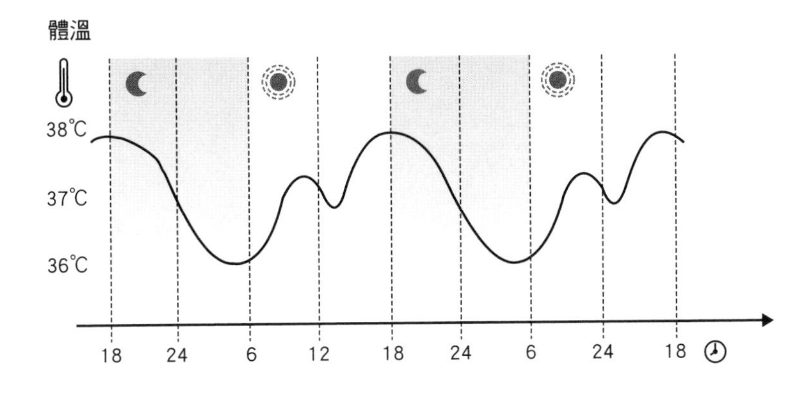


度，也就是說比體溫高二至三度，我們就很容易發生中暑或熱衰竭而危及性命[52]。

相反的，我們覺得舒適的室溫大約是攝氏十八到二十五度，這個溫度比我們的體溫低了十二度左右，這是因為我們不斷在發熱而需要涼爽，只要所處環境的溫度夠，就不需要刻意提供額外的熱源；也就是說，人體對熱的容忍度比冷的容忍度低很多。

在台灣的生活環境中，我們在夏天最舒適的溫度約攝氏二十三到二十六度（感覺涼），到了冬天如果室溫保持在攝氏二十到二十五度（感覺不冷），這樣是比較理想的室內溫度。

以台灣的氣候來看，多數時候都在舒適的溫度以上，因為自己產生的熱已經很多，所以散熱對我們來講就更為重要。

很多人很在意冷氣病這個問題，其實冷氣對於維護健康是非常重要的設備，因為偏高的溫度環境，對於身體不好的人影響很大，所以在醫院裡、加護病房、與手術室，冷氣都很強就是這個緣故。冷氣病的產生，主要是與我們的運動不足，或冷氣清潔做得不好有關，而不是溫度冷的問題。

## 細胞對熱真的很敏感

人體對冷有較高的忍受度，因此喝比體溫低二十度的水，我們會感覺涼快，但是比體溫高二十度的水，也就是接近攝氏六十度的水溫，就可能有致癌的可能性。所以，即使我們喝冰箱裡攝氏五度到十度的冰開水，也不會有致癌的危險。

其實，我們的細胞對熱真的很敏感。根據醫學研究，常喝熱飲如茶或咖啡的人罹患食道癌的比例偏高，這可能是喝攝氏六十度以上熱飲的習慣所使然，也有研究認為喝熱茶甚至與胃癌相關[1][2][3][4][5][6][7][54]。

我們身體的發炎反應也與體溫有密切的關係，溫度高發炎強，溫度低發炎弱，所以體溫超過攝氏三十七．五度就顯示可能有問題，超過三十八度明顯是發燒。根據醫學的研究，發炎反應跟很多疾病息息相關，包括現代人常有的心血管疾病、癌症與退化，所以說減少發炎是我們保持健康與養生的關鍵因素。

## 人體本身就是發熱工廠

我們有多會發熱呢？一般人日常代謝的熱量需求約二千大卡以上，大都以熱的形式發散出來，相當於五十公斤的水升高四十度。一天當中，

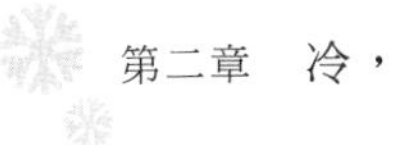

身體散發出這麼多熱，如果冷卻做得不好，身體機能就會衰退而感到疲倦，也會有食慾不振的現象，因為吃東西會產生更多的熱令人受不了。尤其，我們新陳代謝的效率只有二十五％，換句話說，有七十五％所吃進去的熱量都要以熱的形式散發出去。這麼多熱跑出來，就須要有良好的散熱能力，主要靠的就是呼吸、排汗與排尿。

呼吸跟排汗都需要消耗能量，於是又得製造更多熱。所以，過熱時與其經過皮膚來散熱或者喘氣來散熱，不如直接喝冰開水或吃冰來得有效。人們在炎夏之際，都會喜歡各種冰品冷飲，這是因為有生理需求而產生心理反應。當我們降溫之後，常常會感覺心情放鬆愉快，這是因為冰冷帶來副交感神經作用所使然[8]。

## 過熱效應會導致大小病痛

人體為了保持體溫的穩定有很多平衡的機制，我們的選擇並不是一面倒的保暖，或者喝溫熱水就好了，因為這麼做可能破壞我們身體的平衡機制，造成我們的生理失去應付環境變化的彈性，反而會引起很多不適的症狀[17]。

### 過熱案例1 中暑和熱衰竭

人在中暑的時候，會頭痛、體溫過高、噁心嘔吐、心跳過快，甚至失去意識。在這之前，如果有熱衰竭的現象，雖然意識還清楚，但是可能會有頭昏、盜汗、心跳變快，甚至抽筋的現象。

實際上，嚴重的過熱現象表現出熱衰竭或者中暑的情形，而輕度或者中度的過熱現象在初期症狀可能不明確，如果沒有注意很容易疏忽，一旦慢性化後會有各種症狀，例如口乾舌燥、頭昏腦脹、眼睛脹痛、慢性鼻塞、胃食道逆流、食慾不振、便祕、下腹脹、腰痠、皮膚或者黏膜乾澀，以及各種慢性疼痛。

**過熱案例2　女性月經過量**

有些女性有月經過量，月經出血日數過長的現象。在我多年接觸的患者中，女性與年長者特別容易有過熱引發的自律神經失調症。他們的不舒服，時常被以為是身體虛寒來調理，結果反而引起更嚴重的症狀。這些案例給予點滴治療以補充水分，並且降低體溫之後，通常效果很好。

**過熱案例3　農作或勞動的年長者**

在鄉間從事農作或勞動的年長者，許多都有太熱或不舒服就打點滴以補充水分養分恢復疲勞的習慣，除了補充水分恢復體力之外，冷的點滴液有讓身體降溫的效果，進而恢復活力，也是一個重要的因素。大城市裡的人們多數在炎熱的季節可以待在冷氣房裡，因此對於打點滴的醫療習慣不能理解。

## 慢性過熱，會變得又怕冷又怕熱

慢性過熱會使體質變成外冷內熱，也就是又怕冷又怕熱，這是因為身體過熱所引起的發炎反應，會造成體質流失、體力變差，因此四肢無力怕冷，但是內臟又處於過熱，因此很容易累，體力更差。

大多數的家屬很驚訝，我說患者雖然看起來虛弱，其實是處於過熱發炎的狀態，必須要認真地降溫抗發炎，而且要避免過度給予溫熱。一般台灣的民間習慣，以為生病或身體虛弱怕冷就必須要給予熱補，其實在台灣的氣候裡，多數時候我們要擔心的是過熱加重發炎的副作用。

恆溫動物的身體會對溫度變化做出生理調整以適應環境，因此飲食的溫度也會產生生理作用。對多數人而言，一天當中多數時間都待在室內，身體會以室溫為基礎來運作，如果擔心喝冰開水或溫熱水對身體的影響，或是不確定該怎麼做，建議飲用室溫的涼水以保持中性的溫度效應。

## 不明顯的發炎是「症」、明顯的發炎是「病」

觀察百年來人類的體溫，科學家發現一般人的體溫比以前下降了一些，同時人類的壽命也比以前增長不少。除了因為醫藥的發達之外，我們體力的消耗減少，跟著發炎也減少，身體的負擔比古人輕鬆多了。

明顯的發炎反應可以從驗血實驗室檢查得知，並據此推斷疾病的原因，但是多數症狀從不舒服到癌症，絕大多數都與低度發炎有關，卻不容易從血液得到明確的答案。醫學臨床上，通常以幾個指數（如C-Reactive Protein、Rheumatoid Factor 等等）概括，以解釋低度發炎的情形。

簡單的說，明顯的發炎是「病」，但是不明顯的發炎常常只有「症」。身體各處的低度發炎無法從臨床的儀器檢驗出來，只能由間接的臨床表現作判斷，例如從心率或交感神經的症狀，慢性疼痛或慢性病的存在，或者組織慢性發炎後的黏連現象去估算。這也是為什麼許多人明明不舒服，到醫院做了一大堆檢查卻沒有明確的答案。

## 身體過熱常見症狀

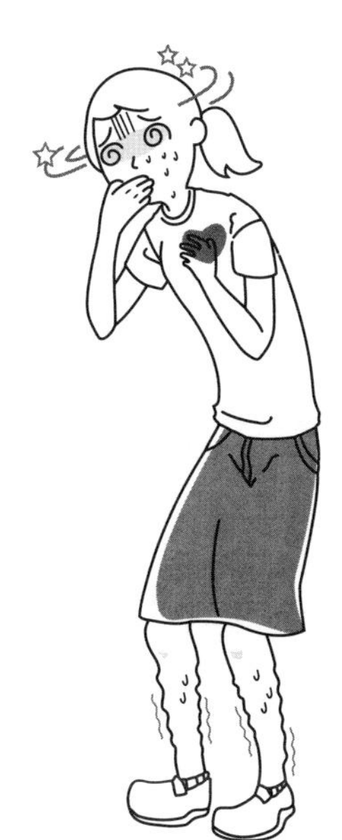

- 頭暈眼花
- 噁心
- 流汗
- 心悸、心跳快
- 疲累
- 肌肉無力

## 冷與熱的副作用與禁忌，知多少？

偏離標準體溫的冷或熱刺激，都有需要注意的地方！

- **冷刺激的副作用**：可能引起凍傷、心跳緩慢、高血壓、咳嗽、氣喘、腹痛、腹瀉等副交感神經症狀。
- **冷刺激的禁忌**：手腳冰冷等失溫的狀態、寒冷環境下、高血壓、心臟病等系統性疾病；未經少量漸進測試者不宜。
- **熱刺激的副作用**：可能引起過熱燙傷、腫脹發炎、血栓、高血壓、低血壓、高血糖、心跳過快、心臟衰弱等交感神經症狀。
- **熱刺激的禁忌**：慢性疼痛、自律神經失調、心臟病、炎熱的環境下；未經少量漸進測試者不宜。

第三章

## 溫度影響自律神經與發炎

# 身體要的冷熱，和你想的不一樣

# 發炎是身心健康的大敵

千萬不要認為只有生病會讓身體發炎，當心理有壓力時也會產生發炎反應，因為發炎會引起交感神經的反應，同樣的，交感神經的作用也會產生發炎反應，彼此互為影響。所以，當身心發炎了，就會加速筋肉、皮膚，以及其他器官與神經的老化 15 16 17 18 25。

換句話說，現代人生病的主要課題，像是自律神經失調、慢性疼痛、代謝症候群、失智和癌症，無一不和發炎有密切的關係，很多人忽視了，其實冷熱會牽動發炎與免疫的一連串連鎖反應，所以控制體內發炎、控制外在溫度，無疑是我們維持健康長壽的首要工作。

本章將深入剖析體內或體表溫度，如何對自律神經、腦神經、心臟與心跳、心血管循環與凝血、消化道等產生影響，並將列舉臨床實際個案，讓大家理解為什麼透過身體溫度的改變，可以重獲健康。

## 發炎可以啟動免疫力，但卻要擔心後遺症

冷和熱對發炎與免疫有明顯的影響[17]，每個人或多或少都曾發燒過，而發燒就是一種提高免疫力的生理反應，也就是說，在生理環境下免疫作用與溫度成正比。熱會增加發炎作用，因此升高溫度會增加發炎與抵抗力；而冷則會減少發炎作用，降低溫度可以減少發炎和部分抵抗力。

當我們人體需要提升體溫增加免疫力的時候，就會有發燒、畏冷的生理反應，遇到這種情形我們第一個選擇是保暖、喝溫熱水，以維持高檔的免疫反應，但體溫過高對身體，尤其對腦神經會產生嚴重的影響，因此還是需要適度降溫或退燒。

在我們一生當中身體不斷的在發炎，其中只有少數時候會有發燒、畏冷的現象，也就是說，我們很少需要提升體溫對抗少數的病源。身體啟動免疫活動，需要消耗大量的熱量與水分，所以發燒個幾天就可能瘦了一大圈而變得衰老，因此絕大多數的時候，我們更要擔心發炎現象所產生的後遺症。

## 善用冷與熱，是非藥物治療疼痛的最佳利器

很多藥物都有抗發炎的效果，可以幫助我們緩解病痛，甚至有抗癌的效果，但是抗發炎的藥物難免有影響肝臟、腎臟與心血管的副作用。如果不用藥物，要如何降低身體發炎呢？我認為利用冷熱調整自律神經的作用與發炎反應，是協助我們降低發炎反應的最好策略[18]。

多年來，我在臨床上屢次見證冷熱刺激對於發炎反應的效果。有疼痛困擾的患者，如果過度倚賴熱敷或者泡溫熱水，最後表現出來的是深層、大範圍，甚至全身性的疼痛與僵硬，這是因為給予疼痛部位溫熱，雖然暫時有舒緩疼痛的效果，但是會提升發炎反應，結果使得疼痛範圍日漸擴大，而且疼痛程度更嚴重。

在我的非藥物治療疼痛門診中，交代病人的第一件事，就是切勿熱敷或泡熱水，目的就是在降低身體的發炎反應與調節自律神經。

換句話說，舉凡自律神經失調、慢性皮膚過敏、或者情緒失調的患者，多數有交感神經過度興奮，因而表現出心率過快的現象，他們大都怕熱，因為免疫反應或者交感神經反應會消耗大量熱量而發熱，如果沒有適當的冷卻降溫，症狀會有變嚴重的情形。

## 器官老化的關鍵就是發炎反應

人的老化主要的關鍵在發炎反應，會導致器官機能退化，尤其是腦神經也衰弱，像是交感神經作用變強和副交感神經的作用變弱，都是老化的自然現象。所以，上了年紀的人，容易有慢性疼痛、心血管代謝症候群（如糖尿病等等），以及器官機能比較衰退。

當心跳與收縮都不如年輕的時候，一旦活動力下降，就容易有心血管疾病，加上循環與代謝不好，常感到手腳冰冷，腎臟功能下降而容易水腫，以及免疫力下降而變得容易感染等等。這些老化現象的主要機轉正是發炎作用。因此，要談養生，首先要注重如何減少身體的發炎反應。

中老年人要避免感染增加抵抗力，需要注重保暖，避免體溫不足產生生理壓力，所以傳統上人們對於上了年紀的人或者心臟不好的人，都很重視暖身的問題；但是，我們不要忘了，過度給予身體加熱也等於是增加發炎反應，那麼，發炎所產生的各種老化現象也會變得更嚴重[15][16]。

在台灣，常看到很多老人家拚命喝溫熱水、進補、熱敷、泡溫泉。但是，一說到要運動，卻很擔心關節磨損而不太敢活動，結果活動不足，神經痛、肌少症的現象就越來越普遍。如此一來，只能倚重各種藥物，來緩解各種活動不足所產生的代謝症候群與心血管疾病[10]。

梁醫師小叮嚀

**修復不完全，慢性疼痛難消除**

身體啟動發炎作用，一方面幫我們抵抗外來的病原；另一方面進行受傷組織的修復。不過，組織的修復工作是一種兩面刃。

如果修復的工作可以還原正常的組織，就不會留下後遺症；但是，在多數的情況下修復的工作並不理想，或者說會留下疤痕組織。修復所產生的疤痕組織，除了可以在皮膚留下可見的疤痕之外，也可以在深層組織產生不可見的沾黏現象。

這些看不到的疤痕是產生各種慢性疼痛的主要根源，在臨床上我對於疼痛的非藥物治療，主要就是用手術性注射的方式，去消除疤痕組織對我們產生的各種症狀。

## 自律神經要正常運作，冷熱是重要因素

冷熱對自律神經有明顯的影響，因為我們的內臟機能是靠著自律神經作用在維持。為了要維持我們體溫的穩定，交感神經與副交感神經不斷的在調整身體的運作。但是，我們的身體並不是不變的，還是會在有限度的程度內，根據環境的影響做出一些適應，其中主要的是神經的適應現象，也就是神經的適應或馴化作用（見第一章）。

在舒適的範圍內，冷刺激會激起副交感神經系統的作用，表現出來常見的就是心跳緩和、氣管收縮、腸胃蠕動加速、食慾變好，以及新陳代謝傾向於修復作用，因此具有修復、放鬆、冷靜的作用。尤其，短暫的急速冷卻雖然會暫時刺激交感神經，但是緩和之後，副交感神經的作用會增強。所以環境變冷的時候，我們的食慾會變好，心跳也會變得緩和，也比較容易入睡。

但是環境溫度過低時，例如在寒流時，如果體溫、熱量不足、會使得手腳冰冷，因為體溫不足會啟動交感神經作用來釋放熱量，讓人難以入睡，這時候補充熱量可以放鬆交感神經，所以喝杯熱飲料或熱湯可以幫助入眠。

在溫暖的環境下給予熱的刺激，則會使交感神經作用變強，因此容易心跳加速、氣管放鬆、腸胃減緩、便祕與食慾不振，而交感神經對新陳代謝的作用是增加血糖釋放熱量[15]，同時造成身體的發炎作用也跟著增強。此外，交感神經長期興奮的情形，也會造成自律神經失調，反而容易失眠、煩躁、憂鬱[28]。

## 過度熱敷和喝熱飲，自律神經更容易失調

自律神經的運作是交感神經與副交感神經不斷的交替運作，副交感神經作用強時，人體進入修復的狀態。當我們有壓力病痛或者年長時，會使得交感神經作用加強而副交感神經作用減弱，這也會產生發炎反應，

## 自律神經的運作

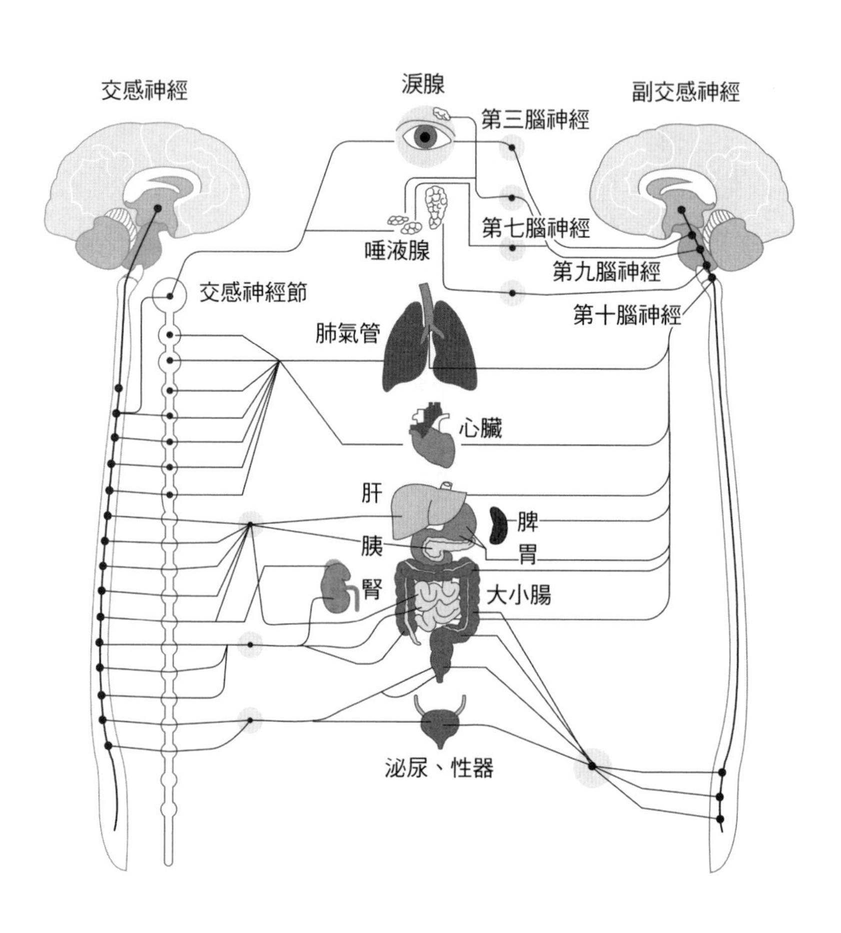

交感神經
淚腺
副交感神經
第三腦神經
第七腦神經
唾液腺
第九腦神經
交感神經節
第十腦神經
肺氣管
心臟
肝
脾
胰
胃
腎
大小腸
泌尿、性器

長時間處在這種狀態，會使得我們老化的更快，也更容易產生各種病痛，也是癌症的原因之一。

我們常遇到的各種慢性疼痛與慢性疾病，大都與慢性發炎有關。因此，保養身體的基本工作就是讓身體的副交感神經作用發揮出來，而減少交感神經的反應。現代人慢性發炎相當普遍，在這樣的邏輯之下，整體而言，冷對於身體比較有利，而熱對於身體是比較有害的。

在我多年的行醫經驗中，自律神經失調的患者時常過度使用熱敷和熱飲，這是因為我們的傳統習俗覺得身體如果不好，以為保暖可以提高循環。然而，實際上除非是在寒冬體溫不足，否則在溫暖的氣候下過度、長期喝溫熱水或熱敷，會使身體一直保持在發炎的狀態，這種情形對健康是很不利的[5,20]。

## 泡澡，可能讓你越泡越疲勞

有很多朋友以為泡澡泡到流汗最有效，但是流汗是自律神經對身體過

熱所產生的散熱反應，流汗時的身體是處在發炎狀態下，如果沒有適當的節制，日後容易產生各種慢性疼痛與慢性病。

冬天泡澡，我們會覺得很舒服，這是因為我們肢體冰冷，讓四肢溫暖可以減少交感神經的作用，接著泡澡後接觸冷空氣，體溫下降使得副交感神經作用變強，也會產生愉悅的感覺。相反的，在夏天泡澡，如果沒有降溫，會使交感神經持續興奮而感到疲累不適。

## 案例1 身體精壯愛運動，卻情緒失調、鼻塞煩躁

陳先生三十歲，外觀精壯，顯然是長年有運動習慣的人，但是他看起來悶悶不樂，而且因為慢性鼻塞，情緒容易煩躁，有時候會睡不好。

### 調整與馴化 →適應冰水減少交感刺激，鼻塞、心煩都改善了

他的休息時心率為每分鐘七十至八十下，跟家人的互動顯然不好。一問之下，他表示對工作與家人都不耐煩，也不認為自己有什麼問題，而

且因為鼻塞的關係，他有洗鼻與喝溫熱水的習慣。

我跟他解釋，其實他的慢性鼻塞是一種自律神經失調，而愛運動應該會讓他的心率再慢一些才對，也因為如此，才會容易感到煩躁。其實，他需要減少多餘的交感神經刺激，像是不要洗鼻子、不喝溫熱水、戒酒等。也就是說，以他的體質應該去適應冰開水，以緩和自律神經失調的症狀。經過三個禮拜的治療與調整後，他神情愉悅、心情好多了，休息時心率也在每分鐘六十上下。

## 案例2　長年吃藥，憂鬱症不見起色、不愛出門旅遊

張女士八十二歲，住在南台灣，憂鬱症已經服藥十餘年都不見起色，因為快樂不起來，也不太願意外出旅遊。

**調整與馴化**　↓過熱引發憂鬱，吃碗冰換來好心情

門診時，她的行動遲緩、容易喘、表情僵硬，對談反應呆滯，檢測休

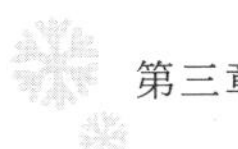

息時心率為每分鐘九十上下，當時天氣正熱，治療後我請她喝一杯冰的氣泡水，喝了之後她臉上露出難得的笑容。

之後，她就很期待在治療後去外面吃碗冰再回家，家人覺得很難理解，我告訴他們過熱也會引發憂鬱，而且雖然好像心理上不愛動、不出門，其實是身體過熱不舒服。最簡單的檢查，就是從她的心跳來了解她過熱的情形。

## 案例3　焦慮到膀胱過動，頻尿到一小時多達四次

林小姐四十八歲，向來容易緊張、焦慮，近來頻尿的情形日趨嚴重，白天從每小時上一至二次變成四次左右，因此每次上完後離開廁所，就開始緊張準備再進去，只有晚上睡著後稍微緩和，這種情形除了嚴重影響工作之外，也影響家庭生活。

調整與馴化 ↓習慣喝冰開水後，焦躁改善、頻尿情況已緩和了

她休息時心率是每分鐘九十至一百下，顯然交感神經已經過度興奮，治療後我要她停掉長期喝溫熱開水的習慣，開始訓練喝冰冷的開水。經過一個多月，她已經習慣喝冰開水，焦慮情況改善，惱人的頻尿情形也緩和為每小時一次，休息時心率也緩和到每分鐘七十多下。

### 案例4 壓力大到割腕，心理輔導仍不見起色

黃小姐十八歲時，因為割腕自殺而由家人帶來求診，一年來雖然都有服藥，也定期接受心理輔導，但是近來情形突然惡化而常有尋短的意念。就診時她表情遲滯、沉默少語，休息時心率為每分鐘一百以上。

調整與馴化 ↓冷訓練與紓壓運動並進，二個月後可以正常去上學了

採取減藥治療之外，建議她進行紓壓運動（中強度的間歇性運動），

並且做冷適應訓練，從喝溫熱開水轉為喝冰冷開水，並且在炎熱時吃碗冰，經過兩個月她已經可以正常上下學，並且準備學測。

青少年的憂鬱或情緒問題是否該服藥是一個難題。服藥雖然可以快速緩解症狀，但是藥物常會影響思考與個性，而這樣的變化很容易被同學察覺、排斥，進而造成另一種傷害。有些案例會因此難以接受而尋短。

我接觸的類似案例都是非先天性的問題，臨床表現都是交感神經作用過強，因此只要學會降溫、避免發炎、與規律運動，多數不用藥物也可以痊癒。

## 案例5　運動過勞，導致失眠、心悸

王先生三十五歲，是位運動教練。過去，如果覺得身體不舒服，就增加運動來流汗，並泡個熱水澡，第二天就感覺舒暢。但是，近來他感覺睡不好、精神差，而以前的自我療癒方式並未有預期效果，甚至每況愈下。

**調整與馴化 ↓減少重訓、避免泡澡、注意身體降溫，兩週後恢復正常**

門診時，他休息時心率為每分鐘七十幾下，看似正常，但是與他的運動訓練背景並不相符，整體看來是典型的過度訓練案例。除了例行治療外，我要他減少重訓，並且避免泡澡或喝溫熱水；相反的，要他注意冷卻降溫的課題，經過兩週後，他感覺正常也恢復自信。

## 身體過熱，會讓自律神經失控到病痛相隨

大多數的自律神經失調是以交感神經持續興奮難以平息為主，因此，多數有心跳過快、過熱、脫水、營養失調與電解質不平衡的現象。

症狀的表現可以分為三類，第一是情緒失調，第二是慢性疼痛，第三是身體器官機能失調的症狀。

情緒失調的問題上，常見的是失眠、憂鬱、焦慮、恐慌等等；慢性疼痛的問題常是多發性，也就是到處痛，而且吃止痛藥也沒什麼幫

忙；身體器官的症狀可能來自眼、耳鼻喉、呼吸、心臟、胃食道與腸道，以至於泌尿生殖系統所發生的症狀。

大多數自律神經失調的患者都有身體過熱、心跳過快的現象，雖然他們時常會不舒服，甚至有的比較怕冷，屬於外冷內熱的體質，所以當身體處於過熱的環境，像是穿太多衣服、或者泡溫水澡、甚至常喝溫熱水，都會導致問題更嚴重。

傳統觀念上，認為如果不舒服應該多喝溫熱開水或者穿暖一點，但是讓自律神經失調的患者這麼做，往往會得到反效果。

對於自律神經失調困擾的患者，我會建議不要讓身體過熱，要保持環境涼爽舒適，口渴時請盡量喝涼開水或者比較冰涼的開水。此外，有些自律神經失調的患者有體重過輕、食慾不振的問題，家人會認為應該要吃補一點營養一點，原則上這樣的看法沒有錯，但有些食物會讓身體發熱或發炎，反而會加重病情，因此，選擇飲食必須要小心謹慎，避免讓身體的負擔更大。

梁醫師小叮嚀

## 在台灣，炎熱夏天憂鬱症更嚴重!?

一般的教科書會有秋冬季節好發憂鬱的說法，但是，我的臨床經驗中發現：台灣很多憂鬱、情緒不好的人，往往在夏天炎熱時比較嚴重。其中，大多數會有明顯心跳過快，與其他交感神經過度興奮的症狀。換句話說，大多數情緒失調、憂鬱與失眠等等的患者，常伴隨身體容易過熱的現象。

有鑑於此，我常建議他們在天氣炎熱的時候可以喝冰開水或吃一點冰消暑，而他們這麼做之後總會感覺比較輕鬆愉快，有的甚至連睡眠也變好了[27][28][29][55]。

相反的，冬天時的憂鬱或情緒失調患者常與活動減少有密切關係，而不一定有明顯交感神經過度興奮的樣子。許多人因為天冷活動少使得生活中少了興奮與放鬆的波動，慢慢地感覺煩悶與心情不好。

因此，我會建議寒冬時如果手腳冰冷可以喝點溫熱開水幫助暖身，先讓手腳暖了然後開始運動，這樣比較容易動起來，等身體流汗之後，藉由冬天的冷卻作用可以達到紓壓的效果[42][43][50]。

要提醒的是，雖然運動是緩解這些情緒症狀的必要手段，不過運動的原則與一般熟知的方式不同，原則上，強度要夠，但時間不要太長，也就是要讓交感神經有時間放鬆下來，同時核心體溫可以降低，這樣才會有紓壓的效果。

運動的時機也很重要，有些失眠患者如果在黃昏後輕度活動，例如散步等等，反而容易使交感神經持續興奮無法平息而難以入睡。大致上，失眠的患者適合早起做有氧運動，或者黃昏後做重量訓練。

## 失眠、頭痛，是腦神經過熱引起的

冷或熱的環境，對於大腦與神經的運作，也有明顯的影響。當天氣炎熱時，身體散熱困難，所以夏天午後人們會感覺昏昏欲睡、沒有精神，不太想動也動不了，食慾變差，而且容易發生情緒不穩的狀況，比較煩躁。在生病發燒時，也是昏昏欲睡，全身乏力不太能動。當天氣寒冷時，也會想睡覺沒精神，但是通常飲食的慾望會變好，而且一旦活動起來反而覺得精神與體力變好。

雖然寒冷和炎熱都會影響腦神經的功能，但是寒冷可以靠身體的活動與吃東西而得到改善，而炎熱時能夠做的只是散熱，所以說熱帶地區的人們比寒帶地區的人們懶散，這種情形是可以從生理來解釋的[10]。

**當腦神經遇到過熱的情形，就會驅使身體施展各種散熱的機制，這些散熱的機制首先反應在心跳的頻率上，因此心跳的頻率可以反映我們的**

運作狀況。一天之中我們的心跳頻率從睡醒之後逐漸升高，到了下午以後隨著我們的活動減少，體溫與心跳逐漸降低，一直到第二天睡醒前回復到休息心率。這方面可以參考我的另一本書《身心壓力多大，聽心跳頻率就知道》。

## 熱到睡不著是有原因的

有一些失眠的原因是來自於交感神經持續興奮、或者體溫持續在高檔，這類的患者常有心率過快、容易口渴和煩躁的情形，這種情形在炎熱的氣候下會更明顯。

因此，人們需要讓房間涼快下來才好睡，而且即使睡覺時我們仍然在發熱，一旦身體有散熱的需要，便會啟動交感神經系統來散熱，這樣會讓我們難以入睡，而且停留在持續發炎的狀態，不但會失去睡眠的修復作用又增加了身體的負擔，當身體慢性發炎，可能會導致各種心血管等慢性疾病和癌症。

另一方面，在寒冬的環境下，因為體溫流失導致交感神經必須興奮以產生更多的熱能，這時候暖暖身子能讓交感神經放鬆下來而容易入睡，但是如果暖氣開太強，或者被子太厚也有可能熱醒了，因為身體對於過熱是很敏感的，一旦過熱觸動交感神經也會使我們醒來。

梁醫師小叮嚀

## 為什麼半夜睡醒排尿會容易中風？

你知道嗎？憋尿的時候交感神經會變得興奮，而排尿會使副交感神經興奮。因此，睡到夜半的時候，如果膀胱漲就會醒來，而排尿之後多數人又會倒頭就睡。

然而，當夜間排尿時如果過度刺激副交感神經，就可能導致迷走神經昏迷，這是因為半夜時我們的血管放鬆，當副交感神經過度興奮或者交感神經不足，無法加速心跳與收縮血管，會造成血壓過低而昏倒，甚至發生心血管栓塞的心肌梗塞或中風現象。

## 案例6 夏天惱人失眠，只能靠安眠藥入睡

陳小姐四十五歲，除了容易失眠外，並沒有什麼其他的症狀，尤其夏天裡很容易失眠，甚至需要服用安眠藥才好睡。

### 調整與馴化 ↓避免夏天喝熱水，晚上喝杯冰水順利入睡了

門診時她的休息心跳每分鐘約八十至九十下，治療後我請她不要在夏天裡喝溫熱水，以免過度刺激交感神經，之後她慢慢訓練習慣喝冰水。一段時間後，她發現晚上喝杯冰水，甚至不用吃藥就可以好睡了。

誠如大家都知道，冬天手腳冰冷時喝杯熱牛奶可以幫助睡眠，其實炎熱的時候來杯冰水，也會有平衡自律神經的作用。

## 案例7 長年頭痛、肩痛、怕冷風、少動，只喝溫熱水

陳小姐三十五歲，身材偏瘦、臉色凝重，她有長年嚴重的頭痛困擾，

甚至需要請假休息，因為怕風、也怕冷，所以很怕冷氣空調。平時穿著比較多，同時提袋裡也隨時放著裝了溫熱水的保溫瓶。

我看她的身體狀態瘦，略有脊柱側彎，肩頸也到處有激痛點，是很典型的頸因性頭痛患者。

**調整與馴化** ↓ **採取疼痛治療，也開始運動、喝冰涼水，兩個月後體力變好了**

除了治療頸因性頭痛之外，我請她選擇爬山、跑步或打球等運動，並在天熱時改喝涼或冰開水，才不會一下子就累了。經過兩個多月，她的體力與精神變好，同時也不再那麼怕冷氣空調了。

## 兩招助眠：懂得降溫和補充熱量

遇到有睡眠困擾的病人，如果有心跳過快或者其他過熱的症狀時，我會建議試著讓自己降溫，如果慢慢訓練可以適應的話，喝冰開水的

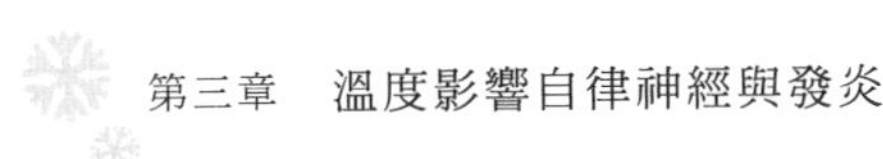

效果更好。另外，也要避免天氣熱的時候，在晚上散步太久或者做過多的運動，因為低度的交感神經興奮很容易讓人難以入睡。

同樣的道理，到了冬天如果感覺寒冷體溫不足會引起交感神經興奮使新陳代謝加速，這時候喝一點熱的飲料（例如牛奶）或吃一點熱食補充熱量，可以放鬆交感神經使得人容易入睡。

## 常見的頭痛，其實病灶在頸部

頭痛是一種常見的不舒服，除了生病、高血壓、血管性、自律神經失調或者極少數腫瘤的因素之外，其實最常見的是頸因性的頭痛。除此之外，如果天氣炎熱，則常見體內過熱引起的血管性頭痛。

頭部外部的疼痛神經，有些來自於腦神經支配的顏面部位（例如顏面神經與三叉神經），有些來自迷走神經，但多數的區域都是由頸神經來支配，因此由頸神經所產生的反射移轉疼痛最常見。也就是說，雖然頭部在痛，但是病灶在頸部，這也是為什麼低頭族常有頭痛的原因。

神經痛的特性就是對冷刺激發生敏感，這是因為局部神經血管受冷刺激產生收縮而發生疼痛，所以，把頭部與頸部保暖了，會感覺比較舒服。在天氣太冷體溫不足時，我們需要這麼做來保暖維持體溫以減少不舒服，但如果氣溫適中還把頭頸部包得緊緊的，久了可能會產生冷敏感，稍微有一點風或者溫度略低，就會產生頸因性頭痛。

如果有這種困擾，除了頭頸部神經紓解（將受擠壓的神經紓解開）治療外，也要加強上肢與頭頸部的運動（例如跑步、打羽球、籃球等等），其次應該減少常喝溫熱開水，也可以做冷減敏的訓練，透過習慣喝冷開水或者冷水擦拭頭頸部，讓頭頸部適應涼的環境，這樣反而比較不容易發生頭痛。

# 喝冰水促進新陳代謝、有助燃燒脂肪

長時間的冷刺激會提升新陳代謝，其中最主要的是脂肪細胞的轉變，從白色脂肪轉變為米色脂肪，並且可以活化棕色脂肪，使得新陳代謝作用偏向於消耗能量產生熱能[11][12][13][14]。

雖然冷會激起食慾，但是熱量消耗也變多，所以不見得會胖很多。相反的，長時間的熱刺激，雖然會刺激交感神經，增加散熱消耗能量，但是也會降低新陳代謝的作用；尤其是脂肪的白化與棕色脂肪活動將變得停滯，同時也會啟動交感神經的發炎作用，使得肌肉消耗、皮膚變薄、組織纖維化，因此容易疲勞、疼痛與肥胖。

不過，根據醫學研究，在冷或熱的環境中都有可能變胖或變瘦，冷熱兩者之間對體重影響的差異並不大。所以，在熱的環境中減肥，有很多人即便吃得少，也不容易把脂肪代謝掉；相反的，在冷的環境中，雖然容易代謝脂肪，但是也有可能食慾好、吃太多而發胖。

在過去的醫學研究中發現，減少熱量可以延長壽命，但是這樣的效果是有限的，我的看法是吃太多引起的發熱與發炎反應是影響健康的重要因素。因此，我認為減少身體過熱與發炎比減少熱量更重要[16][17][18]。

## 內臟白色脂肪是代謝症候群的大敵

大家都知道內臟脂肪的囤積是造成代謝症候群的主要因素，因此要保持健康，維持腰圍的尺寸比維持體重更重要。

內臟的脂肪幾乎都是白色脂肪細胞，一旦囤積很難代謝掉，雖然棕色脂肪與米色脂肪的含量與轉換由基因決定，但是在後天環境中給予冷刺激和運動可以活化棕色脂肪，也可以使部分白色脂肪細胞轉化為米色脂肪細胞，使得內臟的脂肪得以活化參與代謝生熱。

所以依據目前的科學證據，如果要活化我們的棕色與米色脂肪細胞，除了要運動，也要給予身體冷刺激，像是冷水浴或常喝冰涼的開水。

## 脂肪細胞的分布

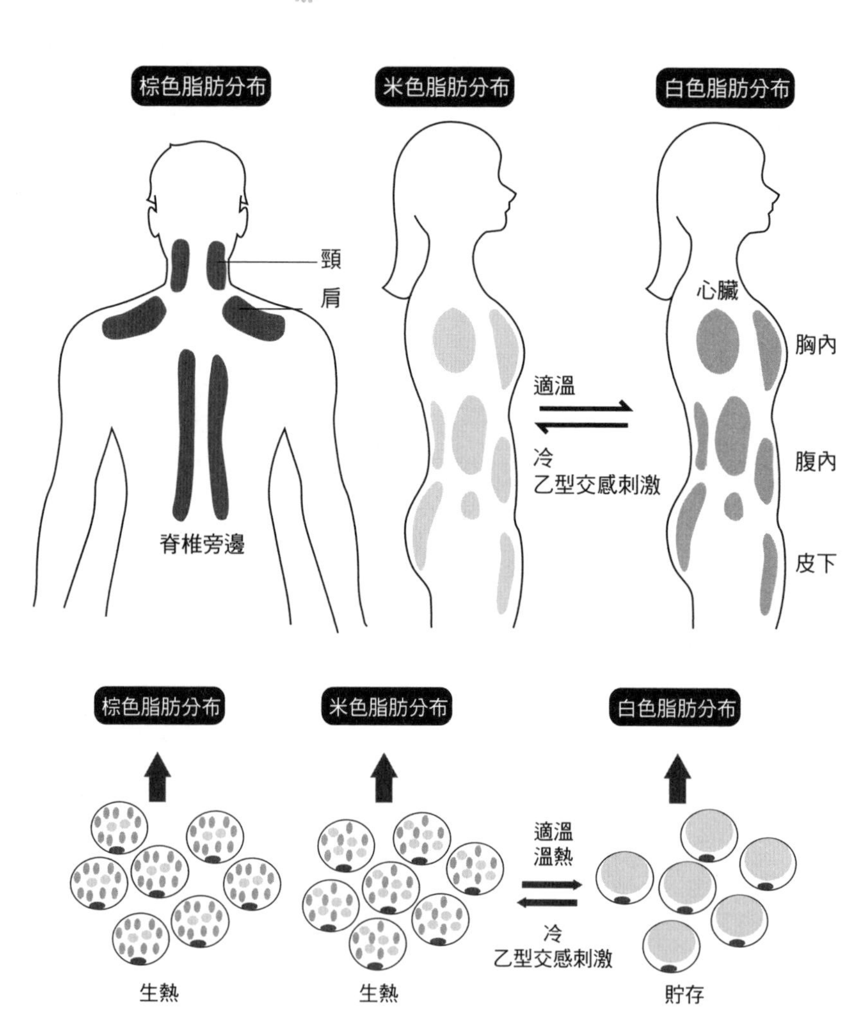

棕色脂肪分布
米色脂肪分布
白色脂肪分布
頸
肩
脊椎旁邊
適溫
冷
乙型交感刺激
心臟
胸內
腹內
皮下
棕色脂肪分布
米色脂肪分布
白色脂肪分布
適溫
溫熱
冷
乙型交感刺激
生熱
生熱
貯存

熱的刺激會使得交感神經作用而讓血糖提升15，因此對糖尿病患者是不利的。在臨床上，我常看到很多糖尿病患者以為糖尿病循環不好，因而過度使用溫熱的策略，產生血糖控制不穩與慢性疼痛的問題。

## 逆轉糖尿病，就靠米色與棕色脂肪

糖尿病是我們社會中最重要的健康問題之一，連帶的後遺症也跟慢性疼痛、心血管疾病與腎臟病等息息相關。影響血糖的因素，除了媒體常在討論的胰島素與肌肉之外，近年來醫學上最熱門的話題是棕色與米色脂肪在糖與脂肪代謝中所扮演的角色。

傳統上，糖尿病的血糖控制強調服藥，並降低碳水化合物的攝取，但是，這樣的作法在有些案例效果並不好。糖分的代謝有相當高的比例是由肌肉與脂肪來調節，而肌肉與脂肪的調節能力是可以訓練的。我們可以藉由運動訓練肌肉的新陳代謝能力，就可以調節血糖，因此糖尿病患者需要多運動。

此外，脂肪代謝糖分的能力可以藉由冷刺激來強化。因此，糖尿病患者可以藉由冷刺激，例如冰敷或者喝冰水來活化棕色脂肪，並增加米色脂肪，進而達到增加糖分與脂肪代謝的能力。換句話說，糖尿病患者常喝溫熱開水，其實是不利血糖的控制[15]。

梁醫師小叮嚀

## 糖尿病患者的疼痛，要怎麼解？

對於有疼痛困擾的糖尿病患者，我們除了避免喝溫熱水，甚至慢慢訓練自己喝冰冷的開水之外，其次要避免熱敷或者泡熱水，以減少局部發炎所造成的神經痛問題，也可以減少黴菌與細菌的感染機會。

糖尿病患者的疼痛問題不好處理，很多患者因為過度使用各種止痛藥而造成腎臟受損，即使是新一代的非固醇類止痛藥對腎臟影響比較小，但是會對於心血管產生副作用，可能會增加中風與心臟病的機會。

## 案例8 糖尿病愛熱敷，讓皮膚紅癢難痊癒

鄭小姐五十四歲，外型偏瘦，工作忙碌勞累之餘，喜歡泡澡、按摩、熱敷，也因為肩頸痠痛持續復健治療。近來，她的肩頸常癢，自行擦藥時好時壞。

**調整與馴化** **↓自主做冷訓練與運動，二個月後血糖指數正常了**

她的肩頸有廣泛的紅疹，顯然是大面積的黴菌感染，問了才知她有糖尿病，有按時服藥，不過空腹與飯後血糖稍高，而且糖化血色素值高達七以上。

除了例行疼痛治療外，我請她避免熱敷、泡澡，平時多打羽毛球或跑步，並改喝冷或冰開水。經過兩個月後，她的血糖控制得更好，而且糖化血色素降到六以下。

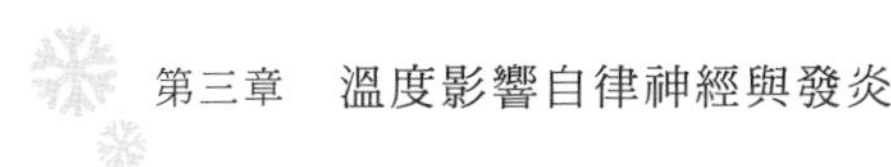

## 案例9 糖尿病合併慢性疼痛，常吃止痛藥度日

游先生七十五歲，有糖尿病合併有多處的慢性疼痛。他知道常吃止痛藥對腎臟不好，因此盡量用熱敷與貼布緩解疼痛，但是疼痛問題越來越嚴重，讓他也不得不吃止痛藥。

**調整與馴化 →養成運動流汗的習慣，雙腳水腫明顯改善了**

門診時他的雙腳已經有明顯水腫，身上也有多處貼藥布後的紅疹，除了例行疼痛治療減少疼痛，讓他可以安睡與活動，我也要求他盡量不要常用藥布與熱敷，並且要建立運動流汗的習慣。經過幾次神經紓解與神經調節治療後，疼痛減輕，他活動增多了，腳也比較不腫了。

### 糖尿病的致病機轉就是發炎

多數糖尿病患者處於中高年齡，常有代謝循環與心肺問題，也有活

動力不足的現象，所以產熱能力不足而容易怕冷。在台灣，我們見到多數糖尿病患者有加強保暖、泡腳、泡澡的習慣，這樣的習慣表面上可以增加循環，但真正的生理反應恰恰相反。

箇中原因在於糖尿病的致病機轉就是發炎，加熱卻會直接加重發炎的現象；熱適應的結果將造成冷敏感，反而變得更怕冷。

溫熱會加重發炎現象，同時製造更多疼痛問題，令當事人難以運動，沒辦法進一步發展肌肉的代謝能力。

另外，血糖控制不好會影響抵抗力，而容易感染細菌與黴菌，特別是常接觸濕熱的狀況，很容易在足部產生黴菌感染，或者是稍有傷口就發生細菌性的蜂窩組織炎。

總之，糖尿病患者的養生除了營養問題之外，如果可以藉由運動活化肌肉，與藉由冷刺激活化脂肪，那麼血糖的控制與高血糖種種後遺症就可以大幅改善。要改善局部的循環，可以用間歇式冷刺激，也就是常用冰涼毛巾擦拭腿部（天冷時，冰毛巾擦拭後穿戴保暖），並且保持足部的乾爽。

在冬天的時候，如果怕冷，最好將室溫保持在二十二至二十四度左右，並且維持穿暖、喝涼的原則，這樣比較容易保持活動與補充水分，也可以避免需要常給身體額外的熱源所造成的各種副作用。

## 讓新陳代謝提升的熱刺激，只是一時的

溫暖時給予熱刺激，雖然一時會提升新陳代謝，接著就會出現發炎反應造成神經肌肉退化，因此肌肉、脂肪與血糖的代謝會下降[11][12][15]，而進一步降低新陳代謝，使得身體的熱量消耗減少，最後演變成即使吃少了還是瘦不下去。再加上神經肌肉退化，更不想動、也動不起來。此外，身體一冷卻食慾旺盛，反而更容易發胖。

## 味蕾、口腔、鼻腔等味覺，被冷熱給左右了

外界的冷或熱，口鼻是很重要的把關者。飲食的冷熱，對於口腔與鼻腔的味覺，以及自律神經的反應，在在與溫度的適應有關係[19]。

在我們的正常體溫範圍內，溫度升高，味覺會比較敏感，但是溫度太高會傷害味覺。舉例來說，甜的冷飲或冰品在冰冷的時候，比較不覺得很甜；但是如果升溫了，不冰就會覺得太甜。再舉生魚片這類冷食物為例，生魚片在口腔裡跟著體溫上升，味道就變得明顯。也就是說，稍微溫熱的食物味道會比較豐富，但是太熱了燙傷舌頭，就吃不出味道了。

應用在生活上面，冰涼的飲料常需要加很多糖才會夠甜，熱騰騰的湯如果涼了，可能就會出現很多不同的味道。所以，要品嚐美食，如果事先喝了一點冰水先讓味蕾冷卻下來，就可以更清楚的品嚐出食物的味道；如果先喝了一杯熱茶，卻可能傷到味蕾，影響到我們的品味。

總之，腥味重的食物供應時，溫度要略高一點，免得冷下來的腥味會變明顯。苦澀的咖啡要熱一點，才容易入口；相反的，高品質的咖啡從冷的時候開始品嚐，在口裡溫潤起來才能表現出所有的風味。

梁醫師小叮嚀

## 冷水、熱水，哪一種水比較解渴？

冷熱水的解渴能力也不同，在溫暖的環境下，冰冷開水的解渴能力比較好，溫熱開水的解渴能力比較差，因此口渴時喝冰涼的飲料比溫熱的茶水更能解渴[8][55]。

在炎熱而會過度流汗的環境中，如果大量飲用溫熱開水來解渴，就有可能飲水過量發生低鈉症，進而產生抽筋或者昏迷的情形[20]。

所以，在炎炎夏日裡冒著大太陽工作的農民或者勞工，除了補充水分之外，必須攝取足夠的鹽分以免發生危險[20]。

## 慢性鼻塞、牙敏感、胃食道問題，水喝冷一點比較好

冷熱的飲食會對口鼻的感覺神經與自律神經造成適應現象，舉例來說，常喝溫熱水使口鼻的溫度感覺發生熱適應，就會對冷變得敏感；相反的，常喝冰冷開水會使口鼻產生冷適應，就會對冷風比較不敏感。

臨床上，我常見慢性鼻塞鼻炎的患者不停地喝溫熱水緩解鼻塞，結果他們口腔與鼻腔對於冷變得異常敏感，反而更容易在還算舒適的溫度下發生鼻塞，因此，有很多慢性鼻炎、鼻瘜肉的患者，雖然經過手術治療，也沒辦法根治。

遇到這種案例，我除了給予神經調節治療緩解自律神經失調的狀況之外，同時教導病患改變觀念，藉由冷馴化的訓練，讓患者的嚴重鼻塞現象可以大為緩解，甚至痊癒。同樣的道理，對冷敏感的牙齒，如果經過冷適應的訓練，反而會對溫熱水敏感。

## 案例10 自小鼻塞，有睡眠中止症，經手術仍無改善

吳先生四十歲，自小就有過敏性鼻炎鼻塞的問題，近年來他的鼻塞打鼾情形日趨嚴重，平躺時呼吸不順，睡眠品質也不好。經過檢查，他有呼吸中止的情形，接受過兩次鼻瘜肉切除與一次懸壅垂手術（改善睡眠呼吸中止症的手術療法之一），但是效果只有三至六個月。

**調整與馴化 ↓做神經調節治療，保持運動、喝冰開水、少喝酒，少鼻塞且精神好**

我除了給予神經調節治療之外，也請他保持運動，慢慢習慣喝冰開水，並且在應酬中減少喝酒。幾週之後，他的打鼾問題大為改善，平時也少鼻塞，看起來精神好多了。

## 案例11 小學生鼻塞嚴重到上課不專心、也坐不住

鄭小妹九歲，從小就常感冒、鼻塞，頻頻去耳鼻喉科看病，即使打針、

## 鼻腔的冷熱效應

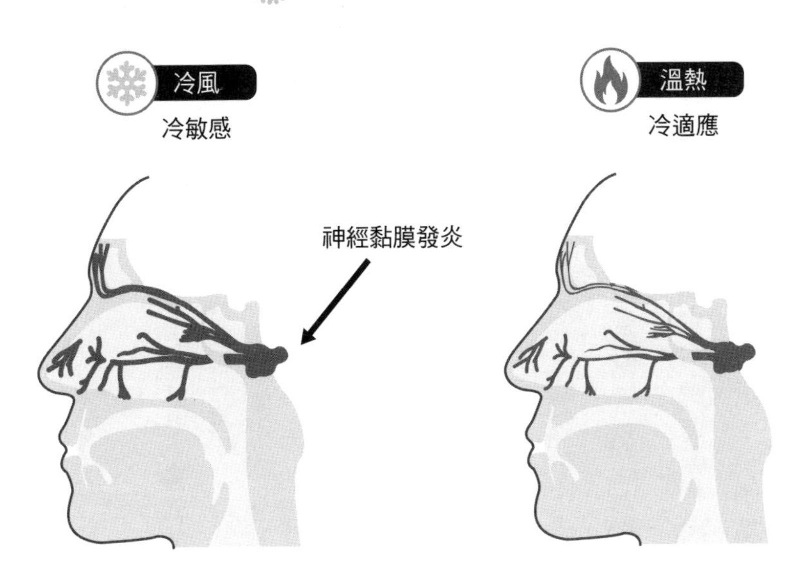


遇冷風或冷敏感時，
口鼻黏膜容易腫脹。

溫熱下或冷適應時，
口鼻黏膜則會收縮。

吃藥，也時常鼻塞難以安睡。學校老師不時向家長抱怨，她上課時不能專心、也坐不住。

## 調整與馴化 ↓養成喝冰開水的習慣，讓鼻子適應冷環境，上課專心、成績進步了

門診時她兩眼無神、鼻音很重，休息時的心率每分鐘九十至一〇〇下，治療後緩和到七十至八十下。我請她媽媽停止給她喝溫熱水，相反的要做冷適應練習喝冰冷開水，讓鼻咽適應冷環境，就不容易鼻塞了。

經過三週，她上課的情形良好、考試成績也大為進步。之後，她有感冒時才需要追加治療，但是不用依靠大量抗組織胺藥了。

## 案例12 多年慢性鼻塞、經常洗鼻，但卻越來越不舒服

劉先生六十七歲，有幾十年的慢性鼻塞病史，雖然做過鼻瘜肉切除與鼻中膈手術，呼吸已有改善；但是，一側鼻腔仍會塞，而另一側鼻腔雖

然不塞，仍然感覺很緊繃不舒服。此外，即使經常洗鼻腔，希望改善不適，但卻越來越不舒服。

**調整與馴化**

**↓不要洗鼻腔、適應喝冷開水，經過兩個月的治療與訓練，情況大為改善**

除了給予自律神經調節治療，幫助鼻腔的生理反應。我請他盡量不要洗鼻腔，讓正常鼻黏膜可以恢復；同時要改喝冰開水，給口鼻做冷適應訓練。經過兩個月的治療與訓練之後，他的情況就好多了。

## 慢性鼻塞鼻炎元兇，通常都是自律神經失調

慢性鼻塞鼻炎的問題在台灣很常見。眾所周知，慢性鼻塞鼻炎的原因是過敏與感染，但比較少為人知的是，其實當中有很多是屬於自律神經失調。鼻塞鼻炎容易造成自律神經失調，同樣的，自律神經失調的情形也容易造成鼻塞鼻炎。

鼻塞多是鼻腔受刺激的反應，刺激的來源可能是溫度、過敏、感染或者牙齒等其他問題。生理上，鼻腔有調節溫度的作用，因此對溫度變化敏感，如果鼻腔神經感覺溫度過低，就會使局部腫脹發炎，進而產生鼻塞的現象。

鼻塞時，如果增加口鼻腔的溫度，可以緩解神經的反射現象而改善鼻塞，因此喝口溫熱水或者吸蒸氣是個好辦法。

但不幸的是，我們的神經系統有熱適應的現象；也就是說，我們如果常常喝溫熱水或者吸蒸氣，會使神經適應這個溫度，結果反而對冷更敏感。

## 鼻塞問題，忌喝熱水、過度洗鼻腔

很多人一早起來，喝了一大杯溫熱的開水，感覺鼻子好多了，結果剛出門（因為呼吸的空氣溫度比喝的溫熱水溫度低），鼻子馬上又塞住了，而且更嚴重。鼻腫脹發炎久了，有些慢慢地長出鼻瘜肉而更難呼吸，即使接受手術切除鼻瘜肉，有些人往往也只有幾個月的舒緩期，然後又常塞住了。

如果訓練自己慢慢接受喝冰冷開水，那麼相對的，室外的氣溫即使偏低，對鼻神經而言還是溫暖的，因此，鼻子的神經反射所產生的發炎現象可以得到緩解，多年的鼻塞問題就可能因此不藥而癒。

其實，慢性鼻塞是自律神經失調常見的症狀之一，所以，多年來我遇過許多慢性鼻病患者，幫助他們解決鼻塞的問題。順便一提的是，有些鼻病患者的症狀來自過度洗鼻腔的習慣，雖然洗鼻腔可以幫助清潔，但是鼻黏膜外層會分泌黏液（因為纖毛細胞需要保持適當的黏液），才不會乾澀而變敏感。如果過度清洗，反而會使黏膜細胞受傷扁平化而失去濕潤與彈性，這樣會使神經敏感而造成另一種不舒服。

# 氣管受刺激、吞嚥動作，和冷熱息息相關

咽喉與氣管，是我們調解體溫的第一道關卡，對外界冷熱反應很快。身體太熱了，許多熱氣會從這裡排出來散熱，空氣或者飲食太冷了，這裡會藉著循環減少與體溫增加，來減少刺激。

整體而言，當熱刺激到咽喉和氣管時，也會連帶刺激交感神經，下令放鬆氣管、減少分泌；相反的，冷的刺激會引起副交感神經作用，因此會有氣管收縮、咳嗽、分泌變多的現象。

吞嚥本身會引起交感神經作用，因此無論是喝熱水或者冰水，都是先引起交感神經的反應，使得心跳加速，如果體溫正常或偏高，喝熱水會延長心跳加速的時間，喝冰水會使心跳慢慢的降下來。但是，如果身體很冷或體溫偏低導致全身發抖，這時候喝溫熱水可以補充能量，使我們的身體與心臟放鬆下來。

## 人體對於溫度的感受有相對模糊的空間

咽喉和氣管這個區域對於冷熱感覺的適應現象明顯，例如先喝一點溫熱水，過一下再喝冰水，就會感到比較冰冷；相反的，如果先喝一點冰水，等一下再喝溫熱水，就會感覺比較燙。這樣的適應情形，深深影響我們的日常生活習慣。

人體對於溫度的感覺有相對模糊的空間，所以用感覺去衡量溫度會產生誤差。例如，在寒冬時喝的水溫，如果比空氣溫度高就會感覺比較溫暖；而同樣的水溫在大熱天裡喝起來，反而會感覺涼快。

大致上，攝氏十度以下的水，喝起來感覺冰；而攝氏二十至二十五度左右，喝起來覺得涼；在體溫左右時的水溫，喝起來感覺溫；而攝氏四十度左右，喝起來就會感到溫熱；到了攝氏四十五度左右，就會覺得燙。但是，常喝溫熱水的人適應溫熱，就會傾向於接受溫度比較高的飲食。

我們入口的飲食溫度超過攝氏四十五到五十度，就會引起燙傷，但是我們沖泡食物的水溫通常在八、九十度以上，所以如果我們習慣高溫的飲食，往往會造成負面影響；也就是說，口腔與食道受到高溫傷害的可能性，就大大增加了。

根據醫學研究，飲食溫度在攝氏六十度以上就可能導致食道癌的增加，而五十到六十度的溫度差異空間並不大，這也可以用來解釋為什麼適量喝茶可降低罹癌風險，但是大量喝茶的民眾罹患食道癌的風險比較高 1 2 3 4 5 6 7。

## 案例13 K歌喝溫熱茶，容易讓喉嚨發炎

在我多年執業當中，遇過不少愛唱歌的護士與助理，她們常有K歌中燒聲（喉嚨乾澀、沙啞）的困擾。每回到卡拉ok店唱歌，她們通常點一杯熱茶，以為這樣可以幫助潤喉。我告訴她們喝溫熱的茶水會讓咽喉變得容易發炎、口腔乾澀、聲帶水腫，於是就變得更容易燒聲而唱不下去。所以，如果房間不冷的話，喝冰冷飲料反而可以潤喉，並且不容易燒聲。

## 調整與馴化→訓練喝冰開水，K歌更盡興

那些年輕的女孩很有實驗精神，幾次實際驗證下來發現，喝冰水真的都可以盡情K歌，讓她們十分訝異。多年來，初來跟診的護士或助理剛來的時候，即使夏天多數都是帶著一壺溫熱開水，然後趁著休息空檔添加熱開水，但是跟我看診一段時間之後，尤其在夏天反而常跟我搶冰箱裡的冰塊。

### 竟然越喝溫熱茶水，越容易口乾、沙啞

喜歡唱歌的人、職業歌手、常用聲帶的老師等，經常有聲帶過度使用，產生沙啞發炎的問題。過度使用聲帶容易造成局部腫脹發炎，可能會因而纖維化或者長瘜肉而影響聲音。

非感染性的咽喉症狀，像是講話、唱歌所引起的咽喉聲帶發炎，如果使用溫熱水雖然可以暫時緩解，但因為溫熱水會增加發炎反應不利

於修復，最後反而會使症狀變得更嚴重或者慢性化。

同時，也會使喉嚨產生冷敏感，無形之中，變成越喝溫熱茶水越容易感覺乾澀，導致聲音啞得更快。身體的黏膜有個共同的特性，就是越常接觸溫熱會變得越薄，而且容易發炎，甚至局部的神經也會變得更敏感，造成時常覺得喉嚨癢或者緊繃。

通常我們喝點溫熱飲料後，喉嚨感覺比較舒服，可是很多生理刺激短期的效果與長期的效應常常是不一樣的。雖然在冷氣房內一開始喝點溫熱茶水可以潤喉，也比較容易發聲，但不斷這麼作反而容易弄巧成拙。

長期而言，喝冰冷開水對喉嚨是好的，但是，有些人由於天生的體質，或者由於後天的熱適應，而對冰冷的空氣或飲水比較敏感，一下子這麼做可能會容易咳嗽，所以如果平時就多運動，同時做去敏感的冷適應訓練，如此一來，多數人還是可以慢慢適應的。

至於感染性的咽喉症狀，比如發生上呼吸道感染的時候，喝溫熱水的好處是可以增加抵抗力舒緩症狀，尤其有發燒與咳嗽的時候，特別需要溫熱水來補充熱量舒緩症狀。但是，長期使用溫熱水，反而會導致對冷敏感，之後變得更容易喉嚨乾澀、鼻塞、咳嗽。如果工作環境是在冷氣強的房間，雖然不適合喝冰冷飲料，但在工作之餘，應該多運動來增強身體產熱能力，並且在溫熱環境中少喝溫熱飲料，以減少聲帶持續發炎受傷。

# 溫熱飲食對心臟比較好？大錯特錯！

影響心跳的因素很多，像是心臟自己本身的反應（例如心血管疾病）、自律神經的狀態、荷爾蒙（例如腎上腺素）等影響，甚至其他化學物質透過血液，進而影響心臟的運作，主要影響心跳的因素來自於自律神經系統。其中冷熱的溫度效應除了直接影響自律神經調節心率之外，還會透過溫度調節血管的張力影響循環，主要機制是經由靜脈系統來影響身體的血液體積。

自律神經系統是默默協調身體運作的指揮中心，因此來自於身心的壓力、營養的狀態、身體換氣的狀態、水分與電解質的成分，以及核心溫度的調節等等，都會使自律神經系統不斷的發出訊號，影響交感神經與副交感神經；值得我們重視的是，心跳正是反應自律神經系統狀態最直接的生理現象。

溫度的變化來自於環境或飲食，在這裡我要指出的是：大部分的人以為溫熱對心臟比較好，因此認為心臟不好的人應該多保持溫熱環境和飲食，遺憾的是，在位於亞熱帶的台灣並不適宜。

## 心臟不舒服、自律神經失調，別再執著喝溫熱水了

關於心臟問題的醫學研究多數來自於歐美，他們的環境大都在溫帶的氣候中，一年中有不少日子在天寒地凍的氣候裡，在這樣的環境中，身體的壓力來自於需要不斷的補充熱量、釋出熱量以維持體溫，因此冷對於心血管的刺激很大，對身體來說是一種壓力。相反的，在台灣的環境寒冷的日子並不多，而是溫暖的季節比較長，多數的家庭都會安裝冷氣，藉此舒緩過熱對身體產生的壓力。

冷的環境比較乾燥，寒冷也會使氣管血管收縮、腎臟排除多餘的水分，進而產生脫水的現象，因此對於健康的不良影響來自於血液過度濃

稠、氣管血管收縮，以及血壓過高的心臟輸出困難所產生的問題。

但在海島型氣候的台灣，則是濕度很高、不容易散熱、會使血管放鬆、產生相對水分不足的生理狀態，因此對於健康的影響主要是散熱與水分不足，以及心臟血液回流量不足等，造成交感神經過度興奮產生壓力而負擔太大。

在臨床上，我常遇到心臟不好的病患，對於冷熱問題因為認識不足而採取不適當的應對，當然會不舒服。因為保持溫熱更容易脫水，如果缺水加上需要散熱，這時候交感神經的興奮度會太大，使得心臟因為灌流不足或高輸出，而發生氣喘吁吁、心臟無力的感覺。

## 與其說心臟不好的人怕冷，其實更怕熱

很多人非常擔心喝冰水會使心臟縮緊而可能致命，對心臟不好；認為喝溫熱水會使心臟放鬆可以保護心臟，對心臟是好的，這樣的看法與人

體的生理運作相違背。其實，在不對的環境或者不同的身體狀況之下，冷熱會引發不同效應，喝溫熱水產生外熱內熱或外冷內熱對心臟最不利。

冷對於心臟的負擔來自於周邊血管收縮，這時候血液回流比較多，心臟是脹大的，因為心臟輸出的量與血液的回流量成正比，心臟不需要太費力就可以輸出血液，因此這時候心臟是工作比較輕鬆的；除非環境溫度太低使得體溫不足，會導致周邊血管過度收縮而造成鬱積性的心衰竭，否則可以不需太擔心這種現象。

相反的，喝溫熱水的解渴能力比較差，而且會放鬆食道與胃腸，也會使血管放鬆，血液回流至心臟的量減少，因此心臟反而是暫時縮小的，這時候由於心臟的血液輸出量減少，造成心臟需要跳得更快來維持血壓，心臟跳得越快，相對休息的空檔變短，就會造成心臟更大的負擔而容易喘。

如果在台灣的夏天，或者環境溫度高過攝氏二十五度，那麼體內的散

## ❄ 心臟血管的擴張與收縮

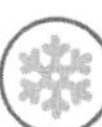


心臟血液量增加
心收縮量增加
副交感神經興奮
心跳緩和
四肢或內臟血液量減少

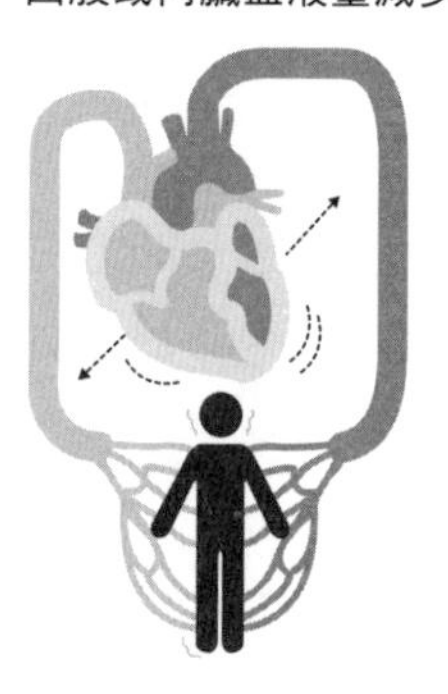

心臟血液量減少、脫水
心收縮量減少
交感神經興奮
心跳加速
血液流向四肢或內臟

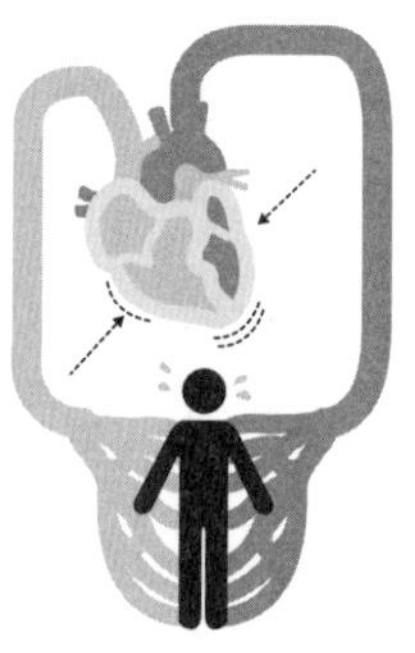

熱問題會讓心臟需要更努力跳動，因此很容易氣喘吁吁、或者一下子就很累。只有當手腳過度冰冷、核心體溫不足，這時候補充溫熱水可以緩解交感神經的興奮，減少血管的過度收縮，讓心臟可以放鬆下來。

所以，心臟不好的人雖然可能怕冷，但是通常更怕熱，家人如果沒有正確的生理知識，很難理解為什麼心臟不好的人到了夏天還是在那邊猛吹冷氣，很想吃冰，想喝冰開水，這些行為能營造外熱內冷真的可以讓他們感覺舒服。

## 千萬不可以一味地只想吃溫熱食物

也因為如此，心臟衰弱的人尤其對於溫熱的飲食或環境特別敏感[22][41]，容易覺得不舒服，例如喝個熱湯、一頓熱食、泡熱水澡、甚至溫熱水泡腳，都會使得心臟需要加速跳動而覺得很喘很累。很多老年人都有心臟無力的情形，甚至已經裝了幾個支架，這時我會建議他們減少溫熱的刺激，要避免吃太飽、喝熱湯、或者泡澡、甚至泡腳，有時直覺的養生習慣，不見得符合真實生理的需求。

大多數的情況下，在生理上冷會緩和心臟的跳動速率，相反的熱會增加心臟的跳動速率，因此必須考慮環境的狀況、與病人的身體情形，不宜一味無差別地追求溫熱環境或溫熱的飲食。

總之，心臟對於內在或外在環境中溫熱的刺激還是比冰冷的刺激敏感，除非環境溫度低於攝氏十五至二十度、或者四肢冰冷需要補充熱量，否則心臟還是喜歡涼爽可以散熱的環境。

梁醫師小叮嚀

**心跳越快，心臟就無法好好休息**

我們累了需要休息，我們的心臟一樣也需要休息。心臟休息的時間是在兩次跳動之間，因此跳動速度越快，相對的休息時間變得越少。

像是冠心病或者心臟衰竭等心臟不好的人，心臟內科醫師常會給予腎上腺素拮抗劑，這是為了減少跳動增加休息，使心跳不要太快，如此才能提高心臟病患者的存活率。

同時，根據大數據的統計，心跳比平均值高，意味著你現在或者未來發生健康問題的風險比平均值高。

整體來說，身心的壓力大、或者心臟無力，都需要比較快的心跳，所以有關心跳與健康的臨床觀察，其實與心臟的生理是十分吻合的。

## 案例14 中風半癱，一度好轉後竟每況愈下

李先生四十五歲，右腦中風造成左上肢與下肢癱瘓，他的情形經初期的復健治療，原有改善。家人很勤快地幫他拉筋、按摩、熱敷。幾個月後，每況愈下已經無法自行起身，同時身體左側的疼痛問題越來越多，

而且難以入睡。

**調整與馴化** ↓以按摩為主，不再熱敷，改冰毛巾擦拭，兩個月後可以下床行走了

門診時，他的上下肢難以控制，到處有激痛點。我協助治療疼痛之外，要他家人在按摩之外不要熱敷，改採冰毛巾擦拭。經過兩個月的治療，肢體癱瘓略有改善，可以自己起床行走，並打理自己的日常生活，而家人也行有餘力外出工作維持家計。

## 案例15 裝支架仍胸悶、心悸，勤熱敷並無法緩解全身痠痛

郭先生五十三歲，已經裝心血管支架兩支，但是他還是偶有胸悶、心悸、呼吸不順的情形，因此服用抗焦慮與抗交感神經藥物。自從心臟有問題後，除了散步就不敢做其他運動，雖然他三兩天就去按摩，也很認真熱敷，但是肩頸與腰痠的情形日趨嚴重。

**調整與馴化** ↓喝冷開水、微小跑、不熱敷，心臟問題改善、體力好轉

門診時他的心跳每分鐘八十幾下，又不時拿出保溫瓶喝水。除了疼痛治療外，我要求他不要在夏天喝溫熱水，建議覺得熱的時候應該喝冷開水，減少心臟的負擔。另外，也建議他不要熱敷，這麼做只會讓疼痛問題加重。

建議他試著快走，甚至稍微小跑，增加心肺的訓練。經過三個月後，他的體力好轉，胸悶、心悸的情形也變少了，除了服用一顆安眠藥，其他抗憂鬱藥物也不需要了。

## 案例16 體胖、心臟裝支架，奉行溫熱飲食，腰腳痠痛到寸步難行

張先生七十八歲，身材中廣，裝了四支心臟血管支架，他因為腰痛、腳痛而行動困難，拄著拐杖也寸步難行。

門診時，他坐著一段時間還是氣喘吁吁，講話上氣不接下氣，當時心

跳每分鐘約九十下、血氧九十二%。雖然診間有冷氣，他還是不停地擦汗，整體而言是比較嚴重的外熱內熱現象。

## 調整與馴化

### ↓全身疼痛大為減輕、享受喝冰水，出門逛街、買菜不成問題

疼痛治療後，我給他喝一杯冰的氣泡水，之後他的心跳緩和為約八十下，血氧上升至九十五%，也比較不喘了。

以往家人以心臟不好為由，只許他喝溫熱水與熱湯，但是他感覺更難過。經過溝通後，我請家屬在他活動過熱時，給他喝涼或冰開水，並且準備氧氣機，以便於運動後吸氧氣來幫助心臟。

幾週後，他聲音宏亮滿臉笑容，全身的疼痛差不多好了，可以逛街、買菜，並且上下樓梯。他覺得晚餐後最好的享受就是吃冰了。

## 許多心臟病患者有慢性疼痛與自律神經失調

我遇過一些案例，抱怨冬天泡腳禦寒時就感覺很喘，嚴重的甚至喝碗熱湯就喘或全身無力，冷或熱對他們都是壓力，因此最好是提高室溫到近攝氏二十五度以便維持活動，並且補充水分，吃喝過熱過冷都不宜，也不適合長期使用電毯，以免加重背部與腰部的慢性神經痛。

另外，近來在門診中，遇到心臟裝支架的患者越來越多，裝了四、五支也不足為奇，他們除了冠心病之外，大都也有慢性疼痛與自律神經失調的困擾，因此常服用鎮靜劑與抗憂鬱藥物。部分患者在服用高量的乙型交感神經阻斷劑之下，心率還是偏快，甚至超過每分鐘八十下，這使得心臟的負擔很大。這樣的情形多源於身體的各種疼痛與自律神經失調狀態。

## 與其冬天怕冷喝熱水，更要提高室溫、多活動

其實，心臟病患者怕冷也怕熱，但不分時機給身體加熱並不適宜，甚至有害處。身體過冷（外冷內熱）或過熱（外熱內熱）都會提升交

感神經刺激心跳，造成心臟過度負擔，因此，該加熱或冷卻需要考慮環境與個人情形去調整，並不是一味的溫熱就好。

天氣溫暖時，散熱的需求會增加心臟負擔，變得容易疲累而動不起來，而且會增加心臟負擔、容易喘，也會使人懶得動，結果造成神經肌肉退化，進而產生各種慢性疼痛與自律神經失調；同時，三高與血糖也不容易控制。我常建議患者在夏天炎熱時喝點涼的或冰的，結果他們都感覺比較不喘了，而且比較有活力了。

氣溫低時，體溫流失讓氣管與血管收縮，一旦讓身體過度加熱則會造成血管過於放鬆導致血壓不足，這也是造成心血管事故的因素之一。

因此，冬天時我們需要注意的是環境溫度與保暖，如果我們需要不時喝溫熱水或熱湯來保溫，表示我們生熱與保暖不足，這時候應該要提高室溫保持活動並且補充水分。如果只是給身體直接加熱（如喝熱水、熱敷、泡熱水），反而會造成冷敏感而更怕冷而懶得活動，同時過度放鬆血管也會給心臟製造高輸出高耗氧的壓力。

## 老人及心血管疾病患者的寒冬保養撇步

常有高齡的患者或其家屬問我冬天該怎麼保養，我的答案是提高室溫到攝氏二十二至二十五度，並且穿暖喝涼（室溫水），特別是老人家或心臟虛弱者的外冷內熱體質，適合這樣的做法。

常見的錯誤是間接熱源不夠，房間不夠暖，低於攝氏二十二至二十四度的舒適範圍，因此，常需要補充直接熱源（例如喝熱茶水，或直接接觸電毯或紅外線等熱源）。這些作法的目的是為了使手腳不覺冰冷。不過，使用直接熱源溫度高，很容易造成局部過熱，甚至燒燙傷。

人體組織對熱的容忍度低，一旦略為過熱（超過攝氏三十八度）會增加發炎反應與冷敏感現象，不但使人懶得活動，而且增加各種疼痛與不適。

寒冬時，提高室溫到手腳溫暖的程度，可以使人容易活動並想要多喝水，使體內熱能、代謝與循環保持適度流動，我認為這樣對老年人的身體最好。

## 血管循環與凝血：手腳冰冷不是判斷循環好壞的唯一標準

講到身體的循環，一般人通常會把注意力放在四肢的部分，好像只要把四肢循環改善一切就好了，其實四肢循環只是身體循環的一小部分。

### 內臟靜脈回流的能力，決定循環好壞的關鍵

如果我們把身體分組：頭肩頸與上肢、肺臟、肝臟與消化系統、腎循環系統、骨盆與下肢這幾個部分所組成，其中靜脈系統比動脈系統保存的血液更多，對於循環的影響也更大。因為，心臟輸出量等於心臟收縮能力與靜脈回流量的相乘，心臟輸出的能力強表示身體循環是好的。正常的情況下，心臟收縮的能力大約是固定值。所以，決定心臟的輸出

量，主要取決於靜脈回流是否順利。

人們通常會以手腳是否冰冷來衡量循環的好壞，那只是其中一部分而已，而且還是很小的一部分，內臟靜脈回流的能力，才是決定循環好不好的關鍵因素。

## 很多疑難雜症是內臟腫脹造成的

臨床上，靜脈回流的能力如果不好，在四肢上表現出來的是靜脈曲張，在內臟上常見的例子是痔瘡問題，還有一種更嚴重的現象，是內臟靜脈滯留所產生的症狀，包括頭昏腦脹、腹部腫脹、骨盆腫脹所產生的不舒服，比如眼睛脹痛、頭痛、胃脹痛、下腹脹痛等等現象。

這些不舒服相當常見，通常患者都是求助各科醫生，而檢查結果多數沒有明顯異常，治療方式主要是以止痛藥，以及其他藥物的症狀治療，即使如此，很多患者還是覺得持續不舒服，也找不到原因，因為這些都是多數醫生注意的焦點之外。

在我多年的臨床經驗中所遇到的各種疑難雜症，因為內臟腫脹所產生的不舒服，其實是很多的。

## 冰水有助於回流心臟的血液增加

內臟系統對於冷或熱的刺激相當敏感，因為這關係到內臟的運作與核心體溫的維持。在飲食的動作中，消化系統是第一個接觸到冷熱問題的系統，進食會刺激內臟的運作，因此交感神經會作用使得心跳加快，而副交感神經會變得興奮，增加腸胃的收縮蠕動。

但是，熱食和溫熱水會使腸胃接著放鬆下來，因此內臟蓄積的血液就會更多，讓人容易覺得累或者想睡覺。相反的，冰水會使得副交感神經興奮，同時腸胃消化系統收縮，使胃部溫度回升比較慢，因此冰水在胃部的效應比熱水持久[54]。

冰水同時會使內臟的靜脈系統收縮，回流心臟的血液增加，進而增加心臟的輸出量，所以喝冰水會令人的精神一振，也會讓交感神經過度興奮的人或身體核心體溫過熱的人感覺舒服而心情愉快[8,10,25]。

內臟靜脈蓄積可能產生的問題：痔瘡、下腹脹、燥熱口渴、頭眼脹痛、骨盆充血症候群（頭痛、眼睛漲，疲倦、月經大量、情緒煩躁、性交不適、陰部下肢靜脈曲張、心悸、胸悶、腰痠、腹痛腹脹、頻尿、腸躁症等等），是典型內熱的症狀。我遇到的這些症狀常發生在多溫熱飲食與食補的病人身上。

在臨床上，像是頭部滯脹、腸胃脹氣、骨盆脹痛、疲累無力、心悸胸悶等等，我會建議患者喝一杯冰水試試看，來緩解這些不舒服。若不舒服的原因是內臟靜脈血液滯留所產生，那麼一杯冰水就會發揮神奇的功效。

## 小心過度泡澡，易使凝血功能變強造成血栓

我們血液的凝血功能在生理的範圍內和溫度成正比。大部分的靜脈血

栓發生在骨盆與下肢，主要的因素是血液在下肢靜脈停置過久。所以，坐太久又脫水的情況下，像是長途搭飛機風險就比較高。但在臨床上，我遇過不少案例都是有時常泡腳習慣的患者，原因在於當腿部血液在加溫的情況下，凝血功能變強而得到解釋。

泡熱水澡或泡腳會讓血管放鬆、血液蓄積在下肢，使得回流心臟血液不足，造成心臟輸出不足，因此容易發生整體循環不好的現象，這種情形會讓心臟需要跳得更快更用力，因而產生潛在的危險，嚴重的情況可能會昏厥，甚至猝死。

在寒冷的氣候之下，也容易發生血栓，這是因為脫水、活動不足、血管收縮有關係；但是，在溫暖的氣候下，體溫升高會使血液容易凝結，像是中暑後的迷漫性凝血異常，所以如果你常泡熱水澡或者泡腳來養生，也要注意過度濫用而可能引發的副作用[31][32][33][34][35][36][37][44][46][47]。

## 案例17 工作過勞，想泡澡紓壓，卻變得更累

李先生五十三歲，外表略顯健壯，他平時雖然工作壓力大，但是有運動的習慣，工作勞累時就去跑步流汗，泡個熱水澡讓全身出汗，然後第二天就精神十足。但是，近來他感覺很容易累，偶爾也會有點心悸而且運動泡澡後更累，他懷疑是肝臟或心臟機能有問題，但所有檢查都沒有問題。

**調整與馴化 →改善交感亢奮、作冷訓練、保持運動，之後體力與心情都轉好了**

就診時，他的情緒略微焦慮，休息時心跳為每分鐘七十幾下，我告訴他看似正常，但是以他的情形應該低十至二十%。治療後，果然心跳緩和為每分鐘五十五下，明顯是有交感神經亢奮的情形。

我建議他要持續運動，在天氣暖和時要加強降溫的動作，像是改喝冰開水，而泡澡也從熱水池改為冰水池的泡腳。沒多久，他覺得體力與心情都好多了。

## 冷熱影響心臟與動靜脈血管

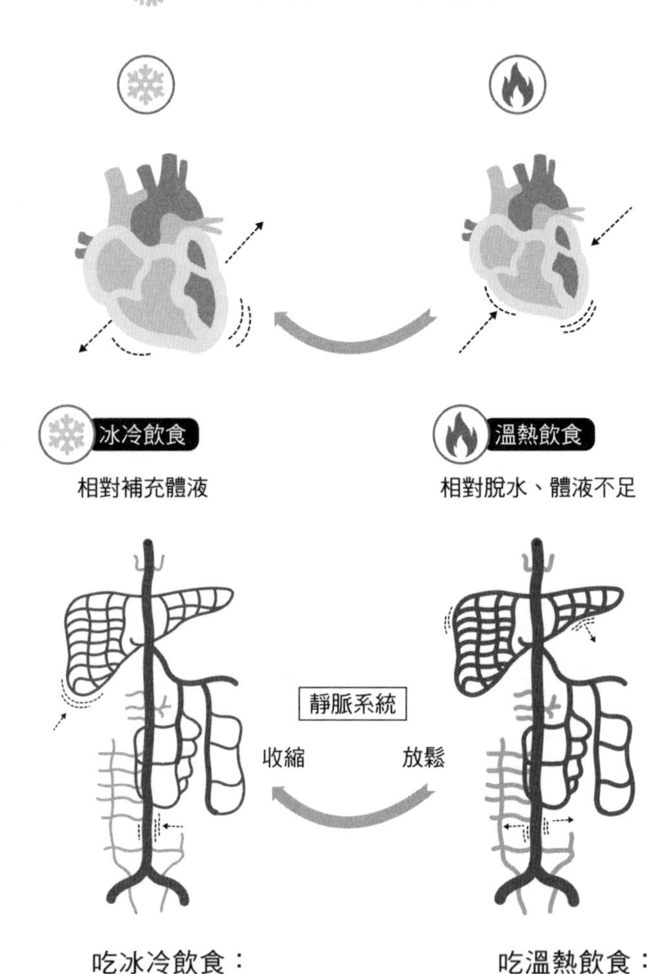


**吃冰冷飲食：**
相對補充體液，有助靜脈系統收縮，血流回流心臟。

**吃溫熱飲食：**
相對脫水、體液不足，會讓血管放鬆、血液蓄積內臟或下肢。

## 四肢冰冷泡熱水澡，並不是好辦法

絕大多數的人面對四肢冰冷自覺循環不好的問題，會直覺認為泡個溫熱水可以改善，這樣的直覺有可能對也有可能錯，在寒冷的環境下，適度放鬆血管可以輕鬆一點。但是，過度放鬆是有危險的。

對於年紀不大或者健康情形良好的人，在寒冷環境中，如果可以泡個溫熱水，確實可以放鬆血管而覺得全身舒暢；但是，過熱或過久，例如攝氏三十九至四十度下超過十分鐘 44 47，會使血管太放鬆。尤其，對於心臟不好的人、高齡的銀髮族、過度勞累、喝酒或者有脫水狀況的人，泡個熱水澡或者只是泡腳，就可能使心臟需要加速跳動而產生極大的負擔，因此會感覺很喘或者很累。

當體溫不足的時候，生理反應會努力保留熱量，因此血管會收縮，腎臟排除水分濃縮血液，而且不太想喝水，結果造成身體脫水也會減少排尿；換句話說，身處環境冰冷，會導致氣管及血管收縮、血液過濃，如果正好在身體脫水的狀況下貿然泡熱水澡，可是會危害生命的。

此外，老年人和身體不好的人泡腳還有另一個風險，是因為他們足部的感覺通常比較遲鈍，即使有些許破皮或者感染，一時可能不太去注意，但是如果泡溫熱水之前沒有仔細檢查，可能會引起嚴重的足部蜂窩性組織炎，嚴重的整隻腳迅速腫起來，到最後甚至需要截肢。

所以，冬天的健康危機其實是源於維持恆溫的一連串生理反應，因此營造適宜的室內溫度環境是最重要的議題。

梁醫師小叮嚀

## 過勞的人泡熱水澡要小心

現代社會常有壓力太大、工時過長的問題，因此，有過勞現象的人並不少見。生理上，過勞現象幾乎都是交感神經作用持續強勢，難以轉為副交感神經主導的修護作用所產生。

值得注意的是，這樣的病人有時候會突然發生迷走神經過強而交感神經衰竭的現象，這時候病人很容易發生心跳過慢、血壓過低，因而產生昏厥或者休克的現象。

類似情形可能發生在過熱中暑或者大小便之後，或者在打針的時候發生。

很多人有藉著泡澡或泡溫泉消除疲勞的習慣，但是有慢性疲勞、心跳持續過快或者有迷走神經昏迷等病史的人要特別小心，尤其是喝酒後泡熱水澡更危險。

有健康疑慮的人，最好泡澡不要太久，三到五分鐘不冷就夠了。很多人誤以為泡越久流汗越多越好，其實，那麼做是造成內熱，有很多風險在裡面。享受不在多，安全還是最重要[44][47]。

泡澡的紓解壓力機制主要有兩點：一是從受熱時交感神經過度興奮，冷卻時副交感神經興奮，這樣的轉換所產生的愉悅感，因此，泡完之後應該要沖水冷卻一下，這樣對身心比較好；二是泡澡後會變得更累、昏昏欲睡，就可以不去掛慮或心煩一些事情，不過這是一種過累的情形而不是放鬆，是有潛在的危險性。

很多人都有疲累了，多喝一點溫熱茶水幫助復原的想法。除非體溫不足，否則這樣做反而會增加身體的負擔。事實上，世界上各種職業運動選手在賽後都是以泡冰水，甚至全身的急速冷凍，來幫助身體減少發炎加速恢復。同樣的道理，如何幫助身體散熱降溫才是恢復疲勞的首要工作。

尤其在夏天炎熱時，許多有過勞現象、心率過快的病人，我都會建議他們下肢泡泡冷水來消暑，這樣不但心情會比較好，而且恢復比較快。

## 溫度低、氧氣就多，當然空氣好

對心肺功能不足的人，些許的溫度差異可能就會產生心跳加快、喘氣、或者上氣不接下氣的症狀。

我們知道，空氣中單位體積氧氣的含量和溫度的高低成反比，也就是說，環境溫度高的時候氧氣密度比較低，其中氧氣的含量也跟著比較稀薄，因此我們需要加大呼吸的力度，一般的感覺就是空氣不好；相反的，氣溫低的時候氧氣的含量比較多，我們會感覺空氣比較好。

所以，夏天的時候室內氣溫高，如果沒有冷氣機的降溫，我們很容易感覺悶、空氣不好或者昏昏欲睡，因此我們需要空調的幫助，讓我們呼吸變得比較順暢，頭腦也比較靈光。

至於心肺功能不好的人，對於這種情形更是敏感，有時候家人擔心心臟不好不敢開冷氣，結果反而讓患者氣喘吁吁、滿頭大汗。

## 銀髮族或心肺欠佳者，要注意食物的熱度與食量

當我們喝一碗熱的湯麵或者熱湯，也會因為口鼻附近的溫度上升、濕度變高，使我們吸入的氧氣量減少而造成血氧降低。這樣的變化雖然時間不長，對於一般健康的人不會有明顯的感受，但對於高齡的銀髮族、或者心肺功能不好的人，短暫的缺氧會造成明顯氧氣不足的症狀，譬如

累、無力、胸悶、或者呼吸急促等。

這樣的案例，我會建議他們減少食物的熱度與食量，對心肺功能嚴重不足的患者，我甚至建議家屬避免讓他們喝湯，以減少在喝湯的過程中因為呼吸困難、喘息過大而嗆到，甚至於發生吸入性肺炎。

## 食道、腸胃與便祕：善用冷熱，消化道會更健康

外在環境的冷熱或者飲食的冷熱都會影響消化道的運作，包括胃食道的括約肌與腸道的蠕動，身體熱會吃不下，冷則會胃口開，大致上與溫度對於自律神經系統的影響有關。

### 便祕喝熱水，情況會更嚴重

給予消化道熱刺激、或者交感神經處於過度興奮的狀態，會放鬆胃食道的括約肌與腸胃的平滑肌，減少蠕動與消化作用；給予冷刺激、或者興奮副交感神經，會使消化道蠕動、胃食道的括約肌與腸胃的平滑肌收縮、幫助消化。

另外，還要考慮消化道神經的馴化現象，也就是說，如果常受到冷的刺激，慢慢適應之後，就會對溫熱的反應比較敏感；相反的，常受到溫熱的刺激，適應之後就會對冰冷的反應比較敏感。

舉個例來說，如果常喝溫熱水，那麼偶爾喝冰水的時候會造成消化道明顯的收縮，容易有腹瀉和腹痛的症狀；相反的，如果習慣喝冰冷開水，那麼偶爾有腹痛和腹瀉的症狀時，喝點溫熱開水就有明顯舒緩的效果。

以上提到的生理現象可以運用在日常生活中，就可以不用藥物來達到一些緩解症狀的效果。譬如，容易便祕的人如果又常喝溫熱水，那麼反而會使腸胃道的蠕動變慢，而且容易脫水使得糞便乾硬，因此排便變得更困難；相反的，如果有腸躁症的現象，像是腹痛腹瀉，那麼喝點溫熱開水就可以舒緩這些不舒服。

## 脹氣、胃食道逆流，為什麼吃藥總是好不了？

在台灣，普遍有時常喝溫熱開水的習慣，這麼做有可能使胃食道的括約肌常處於鬆弛的狀態，因此就容易有胃食道逆流與胃脹氣的問題。

有很多腸胃道的不舒服，源自於壓力大，刺激交感神經過度興奮，使得腸胃的機能下降過度鬆弛所產生的，所以，如果常喝溫熱開水會不斷刺激交感神經，作用在腸胃上使它更鬆弛，雖然一時有放鬆的效果，但是胃食道逆流、脹氣等症狀可能會反覆拖得更久。

喝冰水雖然可能一時造成胃食道過度收縮而產生不舒服的感覺，但是，對於腸胃道收縮不良所引起的症狀，例如胃食道逆流、脹氣、便祕等等相當有效。依照我的多年經驗，如果循序漸進做冷適應的馴化訓練，亦即慢慢降低飲食的溫度，放棄不時喝溫熱開水的習慣，再加上規律運動，許多人的腸胃問題因此不藥而癒。

## 驚嚇！午餐後竟是心肌梗塞的好發時間

腸胃道的工作狀態，跟心臟的關係也是相當密切。心臟不好，供應腸胃的循環就受到影響，進而影響食慾與我們的消化能力。相對的，腸胃的問題也會加重心臟的負擔，尤其是腸胃長時間處在鬆弛的狀態，腸胃靜脈的回流不好會使心臟的負擔變重。

心肌梗塞或者冠心病是現代人常見的毛病之一，心肌梗塞在日常好發的時間之一是發生在午餐後[41]，這個現像不難理解，因為白天工作勞累，交感神經已經比較興奮，如果中午一頓飽食後交感神經會更興奮，進而驅動心臟更加速跳動與收縮，這時候發生心臟缺氧情形的風險就更高了。

所以，在工作忙碌的狀態下，最好是少量多餐，避免中間一頓飽食或者喝熱湯，這樣不但容易維持體力，而且減少身體的負擔，也避免心臟過勞造成缺氧。

## 認識消化道生理特性，減輕腸胃與心臟的負擔

當我們有發炎、感染、中毒、或自律神經失調時，常會有腹瀉與腹痛的症狀，這時候腸胃道的收縮也是產生症狀的原因，如果這時候喝一點溫熱開水，可以幫助腸胃放鬆減少不舒服；另一方面，溫熱開水增加交

## 冷熱水與胃食道的縮放

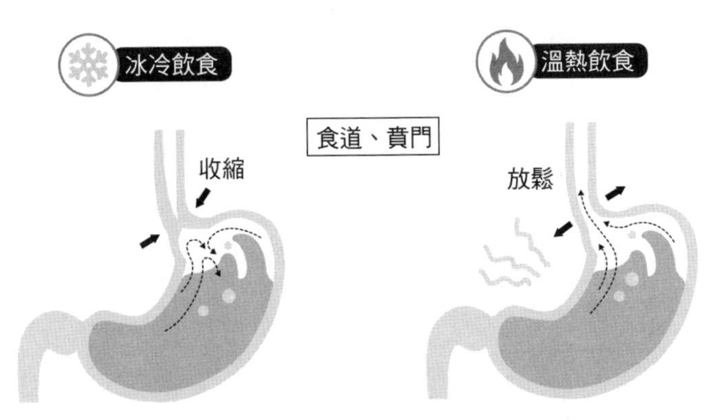


**冷刺激**：會使消化道蠕動，收縮括約肌與平滑肌，幫助消化。

**熱刺激**：會放鬆括約肌與平滑肌，蠕動趨緩，減少消化作用。

感神經的作用，可以減少因為腸胃收縮引起的副交感神經過度作用所產生的血管迷走性昏迷。

運用腸胃道的生理常識，我們也可以了解到在吃飯的時候，餐點供應的順序是有道理可循的。飯前一杯冰開水，可以加速腸胃的排空與恢復味蕾的敏感度；如果想喝湯，那麼西式餐飲在主菜前的湯品溫度應該是溫而不燙就可以，否則會影響對於主菜的品嚐能力。

如果是中餐，通常熱湯是放在主菜之後才供應，這樣的好處是一方面不會影響主菜的品嚐，二來可以讓腸胃更放鬆，因此才有辦法繼續吃後面的甜點與水果，不過這麼做會讓人吃得太飽，雖然這也是一種待客之道，但是卻會給腸胃道與心臟帶來比較大的負擔。

## 案例18 長年胃食道逆流，吃藥物始終沒改善

何小姐四十二歲，有多年胃食道逆流的問題，因為怕胃寒，她隨時帶著保溫瓶常喝溫熱水暖胃，雖然胃鏡檢查多次並沒有什麼發現，但即使定時服藥，症狀仍然明顯。

### 調整與馴化 ↓練習喝冰開水幫助食道等收縮，慢慢就不藥而癒了

我告訴她常喝溫熱水是不斷放鬆食道與賁門，反而容易逆流；相反的，應該練習常喝冰冷開水，幫助食道與賁門收縮。經過例行神經調

節治療與改變習慣後，她的症狀就不藥而癒。

## 案例19 多年便祕，竟是喝溫熱水造成的

張小姐二十八歲，有多年便祕的問題，經過大腸鏡的仔細檢查，並未發現明顯病灶，平時也吃了不少青菜。原來她每天早上起床就喝一杯溫熱水，想要幫助腸蠕動，但還是便祕，而且變得更嚴重。

**調整與馴化** ↓**早上一杯冰冷的牛奶優格或豆奶，就不常便祕了**

我告訴她溫熱水會放鬆腸胃，反而加重便祕；相反的，冰開水可以刺激腸胃蠕動，可以緩解便祕。所以，早上一杯冰冷的牛奶優格或豆奶效果可能更好，她聽了之後開始試著這麼做，雖然偶爾會鬧肚子，但是已經不常發生便祕問題了。

## 改善長年胃食道逆流，喝冰開水就對了

現在有消化道症狀的人很多，尤其胃食道逆流與便祕相當常見。腸胃問題不但令人困擾，而且有時候檢查與治療都沒有辦法得到滿意的結果。

這當中的原因之一，是部分症狀屬於消化道的自律神經失調所造成，而這些案例對於藥物的治療效果通常不好。

喝冰冷開水會刺激消化道的副交感神經，因此喝冰冷的開水就可以幫助胃食道縮緊、減少逆流，能緩解胃食道逆流的症狀；同時也會增加腸道的蠕動，所以對緩解便祕比較有效。相反的，喝溫熱開水會刺激消化道的交感神經放鬆胃食道，會增加胃食道逆流的情形，對於緩解便祕也比較無效，甚至會增加便祕的情形。

有很多人喝冰冷的開水就會覺得胃食道不舒服，這是因為收縮所產生的症狀。

這種情形在習慣喝溫熱開水的人身上很常見，大部分的人是可以經

由冷適應的訓練，讓胃食道慢慢緊縮而減少逆流，如果有長年胃食道逆流問題的人可以試試看。

冰涼的開水或飲料會刺激腸道蠕動，並且幫助排便，但是對於有腹痛或腹瀉的人就不適合了，遇到這類的症狀可以喝一些溫熱的開水來緩和腸道的收縮，以減輕症狀。

## 生殖系統與骨盆：核心體溫左右生育和骨盆健康

溫度的高低也會影響生殖系統的機能。當我們核心體溫過高的時候，會增加基因突變的機率，臨床上的表現主要是產生腦神經管畸形的胎兒[51]。

### 體溫或氣溫太高，影響胎兒的健康與壽命

像人類等雄性的脊椎動物，睪丸通常暴露在外面以便降低溫度，即使一時暴露在高溫中就會降低精蟲的活力（像是泡熱水澡等），但因為睪丸降溫的速度比較快，所以高溫的不利影響通常是短暫的；另外，如果睪丸的循環不好，產生靜脈曲張，也會造成精蟲低下，導致不孕的現象。

## 健康骨盆與骨盆充血

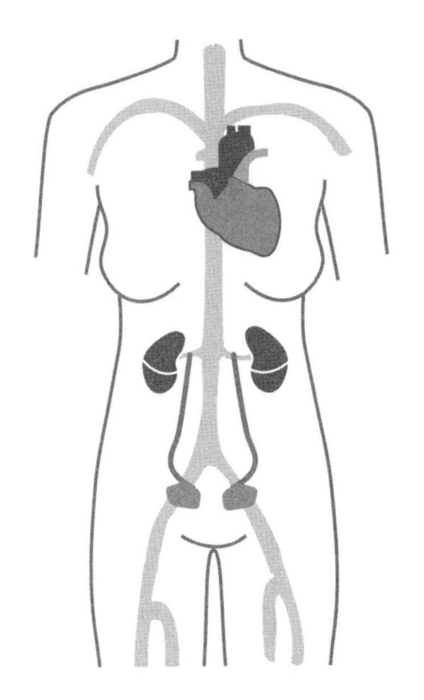
健康的骨盆回流

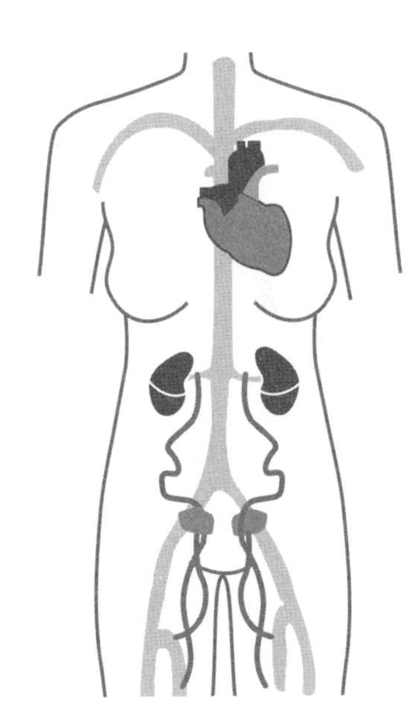
淤塞的骨盆回流

雌性因為需要孕育胎兒，所以子宮與卵巢都位於骨盆腔內，因此對於溫度更敏感，高溫影響受精卵的效應也更大。所以，在懷孕期體溫過高時（例如感冒發燒或是泡熱水澡），對於受精卵的發育是很不利的，容易產生畸形胎兒。

此外，溫度也會影響胎兒出生後未來的壽命，根據醫學研究[23][24]，粒線體端粒的長短（telomere length）與壽命長短有正相關。在對動物的觀察中得知，雌性動物在懷孕時環境溫度如果高過攝氏二十度，受精卵的粒線體端粒會比較短，因此發育出來的新生兒的壽命會比較短。

若以人類的數據來觀察，統計上，在下半年出生的人壽命會比在上半年出生的長一點，由於人類懷胎約需十個月，所以在上個年度的秋冬之際受孕的胎兒出生之後，未來的壽命比較長一點，這麼看來，民俗的生辰八字之說也有一點科學的線索支持。

梁醫師小叮嚀

## 體溫並不適合長期處在高溫

卵巢與大腸癌的化療方式之一是熱化療法，也就是讓骨盆與腹腔用溫熱的化療藥水進行腹腔內治療，利用溫熱的用意是一方面增加免疫能力，二來增加癌細胞活動，藉此增加化療的藥效；也因為這個緣故，造成有不少人誤以為讓骨盆腔熱起來可以防癌，這樣的看法是危險的。

例如：身體發燒會增加免疫力，但發燒並不是一個健康的現象，如果你努力讓自己的核心體溫保持在高溫，雖然可能一時增加抵抗力，但人體生理正常運作並不支持長期這麼做，因為過熱與發炎的後果會很嚴重。

## 骨盆腔的收縮與腫脹

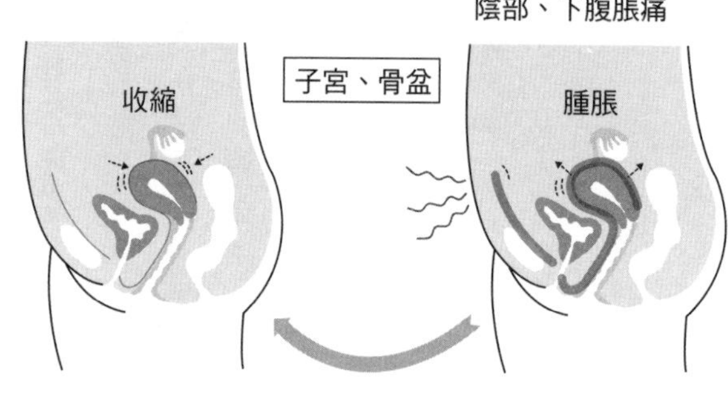


### 骨盆腔過熱，會讓全身不舒服

除了生育的問題之外，溫度也會影響我們骨盆的健康。男性的骨盆是封閉的也比較小，所以問題比較不大；相反的，女性的骨盆是開放的也比較大，所以對溫度比較敏感。

外在環境的溫度對於女性的生殖系統影響比較大，除了胎兒的健康問題之外 23 24，女性身體的健康也很容易受到溫度的影響，像是穿著太悶熱，就容易引起外陰部與陰道的細菌或黴菌感染，因此女性穿著宜通風涼爽。

所以，傳統上女性以裙裝為主，而男性為了行動方便，穿著就演化為以褲裝為主。

女性骨盆腔過熱會引起全身性的不舒服，像是子宮出血過多、下腹悶脹、腰痠、腸胃不舒服，甚至頭昏腦脹、情緒煩躁等自律神經失調的症狀。之所以會造成骨盆腔過熱，主要是骨盆腔感染、發炎、發熱、或者骨盆腔靜脈曲張等，導致散熱不良所致。

許多台灣女性有怕子宮受寒的憂慮，因此，有給下腹保暖或者常喝溫熱開水的習慣，其實這種擔憂不符合女體正常的生理現象。平均來看，女性的體溫已經比男性高，所以女性天生比男性不怕冷，如果再讓核心的體溫升高，會造成很多健康的問題，只是這些健康問題很容易被忽略，而且常被誤以為是其他毛病，甚至是身心症。

## 女生月經來的種種不適，不能怪罪於吃冰

很多女性在月經來的時候，因為喝冰開水幫助子宮收縮而產生腹痛甚至腰痠，而喝溫熱水可以讓子宮放鬆感覺比較舒服，所以誤以為時常喝

溫熱開水對女性比較健康，其實那是見樹不見林的看法。

喝冰開水讓子宮收縮，喝溫熱水讓子宮放鬆，這本來是正常的生理反應。當子宮收縮時，雖然會帶來一時的不舒服，但是收縮的好處是可以減少出血，減少發生貧血的現象；當喝溫熱水，則會讓子宮收縮不良，雖然一時比較放鬆，但是月經的時間會拖長，出血的量會比較多，長期下來容易發生貧血與外冷內熱的現象。

## 女性怕冷的原因：不愛運動、穿太暖、吃太熱

雖然天生女性比男性體溫高，應該比較不會怕冷，但是在台灣，女性怕冷的情形相當常見，多數人會誤以為是子宮卵巢保暖不足造成的，其實是因為運動不足、肌肉量少，使得新陳代謝產生的熱比較少，因此容易怕冷，而且穿太暖、吃太熱，反而更容易怕冷。

解決怕冷的方法，首先是要增加運動量，這樣不但可以解決怕冷（外冷）的問題，也可以藉著運動增加造血機能，解決女性貧血的問題。如

果常喝溫熱開水或者溫補導致內熱增加經血量，很容易陷入一個既怕冷、容易累、又長期貧血的惡性循環裡。

從解剖學上來看，子宮的動脈與靜脈的循環是位於體循環的末梢，如果血液滯留，淋巴循環不好，容易有感染的情形發生，想要避免這種現象，就要增加骨盆與下肢的活動。

多年來我在臨床上，見過很多有長期婦女病的案例，她們如果不改變飲食型態，並增加運動量，特別是跑跳的運動，則感染會慢性化一直反覆發作而難以根治。

## 案例20　骨盆慢性發炎，手術後又復發

李小姐二十八歲，有慢性下腹痛的困擾，痛起來連走路或工作都困難，雖然經過腹腔鏡手術，但是又再復發。我發現她的骨盆內充滿脹痛點，顯然有慢性發炎的現象。


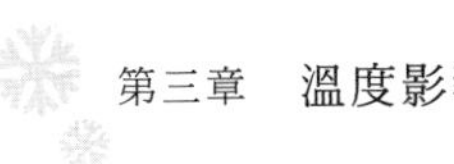

**調整與馴化** ↓不進補、喝冰水、作跑跳運動，兩週後下腹痛明顯改善

除了抗生素治療之外，建議她避免進補，改掉整天喝溫熱開水的習慣，同時每天要有跑跳的運動。經過兩週之後，她果然好多了，可以正常工作。三個月後有天她又痛起來了，一問之下才知道她已經兩個月沒在運動了，而下腹也慢慢又痛起來。

## 案例21 不斷食補、喝熱水，子宮囊腫又現蹤

陳小姐三十三歲，有經痛與左卵巢巧克力囊腫，並且在六個月前接受腹腔鏡手術，但是近來感到下腹痛越來越明顯，隨後我在超音波下又見到四公分的囊腫。

我詢問之下，原來她在子宮內膜異位手術後不斷補身，並且隨時喝溫熱水，怕子宮卵巢受寒積血。我告訴她，在生理上，血並不是遇寒則凝，而是遇熱則凝，同時她吃的保養品與食補有太多抗凝抗栓成分，會使子

## 骨盆腔過熱並不好

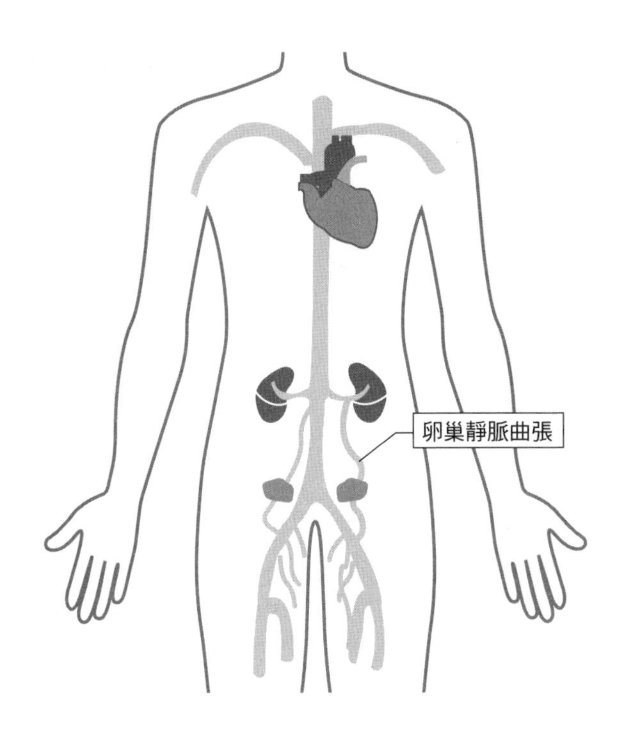


**骨盆腔過熱的主要原因：**
感染、發炎、發熱、卵巢靜脈曲張

**骨盆腔過熱的常見症狀：**
子宮出血過多、下腹悶脹、腰痠、腸胃不舒服
頭昏腦脹、情緒煩躁等自律神經失調症狀

宮內膜異位出血加劇，所以很快又復發了。

**調整與馴化 →血是遇熱則凝，建議多做跑跳運動、喝冰水吃冰降溫**

在我的建議下，她多做跑跳的運動，也不怕上冰店吃冰或喝冰水降溫。後續的追蹤中，她的囊腫並未繼續擴大。

## 案例22 嚴重腰痠無法挺直，熱敷、束腰、食補等都難以緩解

高女士七十一歲，體型中等，但是有長年腰痠難以彎腰或蹲下的困擾，已經影響打掃、洗碗等家事。假日都跟先生去泡溫泉舒緩不適，但是情形日漸嚴重。

她時常束護腰，也不能走太久，即使各種治療或食補也效果有限。近來睡覺或睡醒時，她的腰很難挺直，已經嚴重影響生活品質。

## 調整與馴化→治療腰臀疼痛，不束腰、不泡澡、喝冰開水、做運動，遊玩不成問題了

在門診時，我發現她的腰椎與骨盆肌肉消弱，甚至相關的周邊神經都在痛。我建議她減少束腰、不要泡澡或加熱，並且趁天氣溫暖之際，改喝冰冷開水，以提振精神與體力。

經過兩個月神經紓解治療與運動後，她可以正常做家務事、外出旅遊，也不會有跟不上別人的挫折。

## 案例23 體弱無力、怕冷心悸、情緒失調，月經出血過久

黃小姐二十八歲，體弱無力、體能差、怕冷，心悸、憂鬱、情緒失調等症狀。最近，她感到頭昏、眼脹，難過的情緒讓她很不好過。另外，也有胃脹，而且月經來時出血長達七至十天。

## 調整與馴化→按摩子宮促進收縮，喝杯涼水後，不舒服煙消雲散

問診時我得知，她平時怕冷，家裡長輩為了幫她調身體，每天幫她準備一大瓶溫熱的薑茶，結果喝了幾個禮拜下來人越來越不舒服。我幫她做超音波檢查，發現子宮水腫周邊靜脈腫脹，而且骨盆呈現明顯按壓痛，符合骨盆充血症候群。

於是，幫助按摩子宮促進收縮，並且給她喝了一杯涼水；之後，她就好多了，眼睛也不會那麼難過了。

## 案例24 經痛到吃止痛藥都沒效

①某天，我突然接到表弟妹的電話，說她女兒經痛很厲害，吃了幾次止痛藥還是沒效，想找我這個舅舅幫她治療。

②和朋友一起打羽球，不經意看到朋友的女兒穿了打球的服裝，但卻窩在板凳不願上場，問起來才知道：她正有經痛的問題，雖然

已經吃了幾次止痛藥，還是覺得不舒服，所以想要休息。

**調整與馴化 ↓朝小腿噴冷凍噴霧，瞬間緩解疼痛**

①外甥女來時，臉色有些蒼白捂著肚子很難過的樣子，我請她坐下撩起褲管露出小腿，然後我拿起手邊運動用的冷凍噴霧劑朝她的小腿噴過去，幾秒之後她笑了，因為一下子就不痛了，令她十分驚訝。

②知道朋友女兒的情形之後，我請她放鬆捲曲的身體，我回身拿出球袋裡常備的運動用冷凍噴劑搖一搖，然後朝她的小腿噴下去，幾秒之後就請她起身動一動感覺一下，她起身動一動之後很快露出笑容，馬上答應上場了。

雖然月經時不宜劇烈運動，但是輕鬆活動一下還是可以的。誰說經痛不可以碰冰冷，在多數的情形下，只要你會使用，比止痛藥還有效。

## 變漂亮關鍵，運動與積極活動

從直覺上來看，怕冷或者喝冰水會經痛，多喝一點溫熱水可以讓自己放鬆。我們社會普遍認為，好像溫熱的都好、冰冷的都不好，這樣的認知已經根深蒂固。

台灣的氣候濕熱，適合細菌與黴菌滋長，因此很容易引起女性的感染問題；如果又少運動，骨盆變得容易充血淤積，無形中製造感染的環境，因此，一旦骨盆發生感染通常就很不容易好。

過去我治療過許多反覆發生慢性骨盆腔炎與腹痛的病患，她們即使接受腹腔手術清瘡還是沒辦法治癒，一直到她們放棄不斷地給身體加熱，並且恢復規律的運動才真的痊癒了。

很多女性努力尋找吃什麼東西來改變身體，讓自己變漂亮，事實上，決定女性身體健康的最重要關鍵因素，就是規律運動或積極參加各種活動，由於雌性身體的特性，如果不活動很容易發生各種病痛，有運動習慣的女性就是比較年輕漂亮，肌膚與體型也顯得健美。

梁醫師小叮嚀

## 子宮畏寒，是因還是果？

月經時喝溫熱開水，雖然可以緩解子宮收縮的痛，但代價就是子宮放鬆造成出血的時間延長，容易有貧血的現象；而一旦發生貧血，又會很容易對冷比較敏感，變得喜歡溫熱或者保暖。這樣的惡性循環，會造成長期的缺鐵性貧血現象。

人一旦貧血嚴重就會感覺疲累，也很容易怕冷，如果誤以為這是子宮寒造成的，就加倍喝溫熱開水或忙著食補，無疑是雪上加霜，因為這麼做常會造成更嚴重的出血與貧血等問題，而且類似案例其實非常多。比較特別的是貧血會讓女性的皮膚看起來比較白，令人誤以為皮膚變好了身體也變健康了。

經期的貧血並無法靠補鐵來改善，因為從鐵的吸收到造血約需要一個月才能補足，因此沒等到補充失血，月經一來就又流失了。

這也是為什麼有些女性朋友想要補血，結果越補月經越大量，貧血越嚴重，體力不好、動不起來，而且越怕冷。所以外冷與內冷其實是兩回事不宜一昧溫熱處理。

同樣的，常見的子宮內膜異位症與子宮肌瘤，並不是因為吃冰所造成的；相反的，常喝溫熱水或者溫補容易使得骨盆充血，加重子宮內膜異位症與肌瘤的嚴重性。

## 過度熱敷、泡澡，皮膚與黏膜竟然變薄、變黑、易感染

下肢的疼痛很常見，有這類困擾的病人多數有常泡澡和泡腳的習慣，因此在臨床上遇到冷熱對皮膚發生影響的案例也很多。皮膚與黏膜除了保護我們深層的組織之外，它們的生理變化也和我們的散熱需求息息相關。

皮膚常熱敷或泡溫熱水會變得比較薄，而失去正常的紋理，因此，表面上看起來比較光亮而透明，表淺的微血管與靜脈可以看得比較清楚，有些人會有明顯的色素沉著，讓皮膚變得比較黑。

黏膜的問題比較容易發生在女性的陰部，常清洗泡澡的結果會使得黏膜變薄與乾澀，容易覺得癢，這種情形不只是更年期後的婦女常見的困擾，即使年輕婦女如果有常用熱水沖洗下體的習慣，一樣也會有類似的變化。

皮膚常受熱，也會降低抵抗力，變得容易感染黴菌，這種情形常見於下肢與陰部；但是，也有肩頸痠痛的病患，他們因為經常以熱毛巾熱敷，以至於發生肩部黴菌感染的情形。

年紀大、糖尿病或者抵抗力差的人，對於黴菌感染的症狀反應比較遲鈍，因此，有時候整隻腳已經都腫起來，甚至腳指甲、指縫與深層組織都有明顯感染了，但是病人並沒有明顯的搔癢或腫痛，因而容易疏忽了病情的嚴重性。等到感覺有明顯不舒服時，往往已經有明顯的蜂窩組織炎，嚴重的甚至需要截肢，才能控制感染發炎的擴散。

會發生這些皮膚與黏膜問題，很顯然與民眾的養生觀念有關，多數人以為泡澡或者泡腳可以改善循環對身體很好，雖然這麼做或許有療效[15][42][43][44]，但是對於抵抗力差的人，皮膚發生感染的風險很高，尤其是糖尿病的患者，而且在台灣有越來越多的趨勢。

有血糖問題的民眾，很多人以為泡腳可以改善循環，因此把泡腳當成了生活中例行公事，奉勸有這樣習慣的人需要不時的注意腳上是否有傷口、或者已經有黴菌感染了。

## 皮膚冷刺激與熱刺激的變化

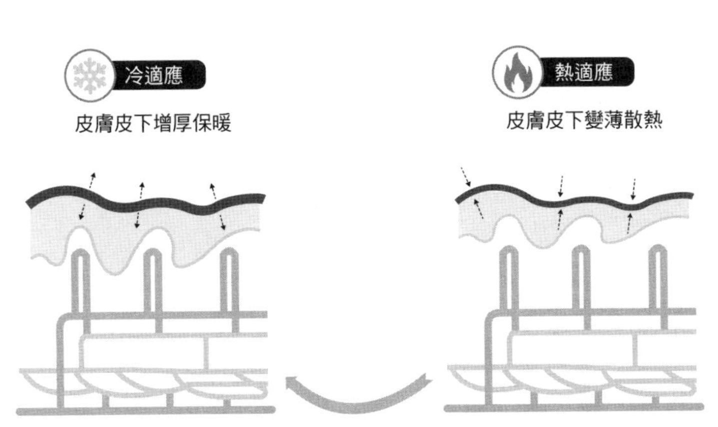


### 善用冷刺激，可增加皮膚新陳代謝、黏膜的抵抗力

皮膚在冰冷的刺激之下，反而會增加新陳代謝而變得有彈性。有一些因為皮膚循環不好、產生小腿色素沉著的腳痛泡腳案例，在我的建議下，經過冰冷水的擦拭數週之後，腿部的黑色色素沉著可以慢慢退去。

正常的皮膚生理現象反應我們整體的生理需求，常接觸溫熱水使得身體需要不時散熱，那麼皮膚為了散熱自然慢慢的變薄；相反的，常給予局部冷刺激，皮膚為了增加絕緣的能力，自然會增加新陳代謝而增厚。

至於我們的黏膜對於冷熱的反應也是一樣的，尤其是婦女的陰部，如果常用熱水去沖洗，會變得又乾又薄，而且容易感染，如果給予冷刺激像是在冷水池游泳或泡冷水，都可以強化黏膜的厚度與抵抗力。

雖然身體適當的冷刺激，可以增加副交感神經的作用，但冷卻過度反而會刺激交感神經產生負擔。所以，全身浸泡冷水或冰水對於身體的刺激很大，沒有經過運動與適應訓練的人，最好不要輕易嘗試。

## 案例25 腰部到雙腳痠痛、栓塞、皮膚變黑

董先生七十歲，有多年兩腳痛的問題，導致他行走緩慢，經過各種治療效果不好後，於是接受靜脈曲張清除手術，但是腳踝附近腫痛更加嚴重。

門診時是冬天，當他捲起褲管露出來的是一雙黝黑的小腿，腳踝部分腫脹而小腿上半緊縮，腳的部分則是呈現先天的扁平與外翻。得知他長年為了腳痛時常泡腳或泡澡，理學檢查皮膚部分呈現黝黑乾澀，其他部分有黴菌感染的跡象；腰部到腳到處有激痛點，顯然是慢性發炎退化後

的沾黏造成的。

調整與馴化 ↓疼痛治療要做，同時做冰毛巾擦拭小腿且保暖

除了例行疼痛治療之外，我要他常常以冰毛巾擦拭小腿，然後放下褲管保暖，經過兩個月的治療，他的皮膚顏色大部分恢復正常，黴菌感染也好了。雖然腳踝走久了還是會腫，但是疼痛已經很輕微。

## 生理特性，越保暖、循環越差!?

人體組織的特性是越常給他加熱，發炎反應會使軟組織退化，局部循環變差，而且熱適應之後反而會有冷敏感，造成天冷時循環更差；另外，持續的保暖加溫之後，很容易發生退化性的慢性神經痛、高血糖、或者黴菌細菌感染。

老人過度保暖的潛在風險是皮膚的感染，特別是黴菌感染。我常看到很多上了年紀的疼痛患者，身上有嚴重的黴菌或細菌感染，這些感

染常見於鼠蹊與下肢，嚴重的案例可見足腿部組織嚴重腫脹，不能排除有血栓或蜂窩組織炎。對於高齡的慢性疼痛患者，在溫暖的環境下容易有內熱的情形，我建議平常喝室溫的涼開水就好，如果還可以適應，就喝冷一點、冰一點，這樣不但可以幫忙散熱改善情緒，減少身體發炎，穩定血糖，也減輕心臟的負擔[15][16][17][30]。

天氣熱的時候遇到痠痛，可以在活動後給患部冷卻噴霧、表淺性冰敷或是泡冰水，有助於減輕心臟工作，還可以降低交感神經作用，進而提升副交感神經作用；另外，冰冷對於精神不振、疲勞或者其他自律神經失調，有很好的紓解效果，但冰敷的時間不用太久以免凍傷，也不要以為冰敷越久越好。

天冷的時候，如果怕冷，可以考慮只用冷水擦拭疼痛的部位，然後穿著保暖，這樣的目的是讓我們局部的組織產生冷適應的現象，這麼一來在室溫的情況之下，身體的循環反而變得更好。

# 神經肌肉要活動，但不要運動後發炎

運動需要神經、肌肉與內臟活動的支持，因此需要一個合適的工作溫度，溫度太低不容易開始活動，溫度太高容易過熱影響神經與內臟的功能，進而影響運動的效能。

人體的機能遵循用進廢退的原則，運動的好處很多，除了可以增加局部組織的循環與氧氣的供應，以及提高整體的產熱能力而不怕冷，也會增強散熱能力而不容易過熱。但是，運動過程所增加的發炎與發熱現象，也會增加我們身體的損耗，因為長期的過度勞動，反而會使我們衰老得更快。

那麼，要怎麼樣一方面增加運動的好處，而另一方面減少運動的副作用？我認為除了運動的內涵需要考慮之外，最重要的是減少運動所產生的副作用，這可以說是一個減少身體發炎的課題，大體上跟我們冷熱的觀念與運用，有很大的關係。

## 減少運動過熱兩件事：一喝冰冷水、二間歇性運動

在運動前，我們需要讓身體進入合適的工作溫度，因此我們需要暖身的活動，天氣寒冷的時候喝一點溫熱開水可以幫助我們更快的進入狀況；但是，隨著運動的持續，身體開始產生過多熱，而有散熱的需求。因此，我們會大量流汗與喘息以幫助散熱，這個時候身體散熱的能力影響持續運動的效能，所以最快又便捷的方法就是補充冰冷開水。

尤其在天氣酷熱運動時喝冰冷開水，一方面可以幫助降溫，另一方面可以補充水分；同時，還可以使我們的運動效能得以提升，因為單靠呼吸與排汗的散熱，不但需要消耗更多水分，還需要消耗更多能量來散熱。

另外，有一種可以減少過熱導致損耗身體的方式，就是間歇性運動（即間斷式的中高強度運動），因為身體可以避免過熱而且有足夠的時

間恢復體力，所以間歇性運動效果不輸給持續性運動，有時候為了突破體能的瓶頸，也可以運用間歇性運動的技巧，以減少持續運動所帶來過多的身體損耗。

## 運動後收操，心臟不好的人尤其要注意

運動後的緩和方式也是一個很微妙的議題，主要考慮心血管的循環與呼吸供氧這兩方面。我們的心血管與循環在過熱的情況下效率是很低的，這時候心臟回流的血液變少，心臟不但比較縮小，而且需要跳得更快來維持腦部與內臟的耗氧。

關於運動後的收操，心臟好的人可以慢慢做一些和緩運動，感覺這麼做好像比較健康；但對於心臟不好的人由於心跳持續加快，會讓他們很不舒服，必須要坐下來，甚至躺下來讓心臟可以喘一口氣。所以，運動後的喘可能是換氣的需求或心臟輸出不足：如果是換氣的需求，那就站著或走一走效果最好；但是，如果是心臟輸出不足，就需要趕緊坐下或

躺下，否則可能發生低血壓、昏厥，甚至心血管意外。

## 運動後喝溫熱水，身體負擔會更大

運動後持續喝溫熱開水，只會增加散熱與循環的壓力，造成心臟的負擔更大。流汗的現象是反應交感神經的作用，一方面代表局部組織的循環變好，另一方面也顯示身體進到一個發炎反應的狀態中。所以，增加流汗並不代表對健康會比較好，其實是有兩面刃的作用。

傳統上，運動與減肥的概念綁在一起，因此需要持續的運動與大量流汗，因為流汗散熱需要消耗很多熱量，可以滿足運動和減肥的要求，汗水流得越多，減肥的效果可能更好，但是並不代表健康會更好。

如果沒有換氣的問題，運動後不做緩和運動也有好處，最直接的效應就是讓心臟可以馬上放鬆下來。在炎熱的環境下，如果來一杯冰開水效果更好，冰開水可以幫助散熱，也可以收縮靜脈系統，幫助運動後血液的回流，減少心臟的負擔。

## 運動流汗後，泡溫泉放鬆很不好

我們的胃有溫度感測能力，溫度降低可以減少交感神經的反應，減少發汗。由於我們人體運動後的愉快感覺，也來自於交感神經興奮後放鬆下來交由副交感神經主導的轉換所產生，因此運動後來杯冰開水或者冰敷，可以減少發炎，幫助恢復疲勞，提振心情，也可以增加日後運動的意願。

很多人有運動流汗後，喜歡泡溫泉幫助放鬆與紓解壓力，這樣的習慣事實上會增加運動後發炎的程度而影響到復原；相反的，國際上各種專業運動，都講求在運動後如何快速冷卻身體，藉此減少運動傷害，達成加速體能的恢復[25][26]。

對一般非運動選手而言，運動流汗後享受一下泡澡的樂趣不見得會有明顯的不利，但是年紀大或者慢性疼痛患者，可能沒有辦法承受多餘的發炎反應，反而會感到容易累，甚至發生更廣泛的神經痛。

## 熱適應後，對冷更敏感、越容易痠痛

在筋骨疼痛的初期或許可以用溫熱幫助復原，但是，溫熱治療超過幾週後還沒好，就可能已經轉為神經痛，之後也很可能越熱敷讓疼痛範圍越擴大。

此外，局部的溫熱雖然短期可以緩解疼痛且增加循環，但是長期適應之後，局部的循環反而變得更依賴溫熱，而且更容易痛，這是一種局部熱適應或者熱馴化的現象。

熱適應之後，造成對冷更敏感，因此更容易發生痠痛的問題，患者逐漸地無法離開溫熱的處置；另一方面，溫熱的處置又加重發炎現象造成局部組織退化，使得慢性疼痛的問題每況愈下。

依我的觀察，熱適應與發炎的現象，是許多有慢性疼痛困擾患者在不經意之間加重病情的關鍵因素。再次提醒讀者，長期熱敷或者泡熱水，容易使身體的發炎現象持續，導致疼痛範圍越來越大。

## 疼痛無法斷根的兩大盲點

以我們的醫療體系的習慣，多數的疼痛都被視為發炎現象之一，像是關節炎或者肌腱炎等等。治療上，除了消炎鎮痛藥物之外，物理治療著重拉筋、熱敷等等，以增加深層軟組織的循環。

這些治療存在兩大盲點：第一個盲點：很多疼痛以炎症為診斷，譬如退化性關節炎、筋膜炎等等，但是局部並沒有明顯的發炎現象，而這些痛多數是其他區域發炎後的神經痛，所以是以轉移痛為主，因此，感覺痛的地方是影子，而不是癥結所在。

第二個盲點：既然診斷為發炎，也開了口服消炎止痛藥，甚至也注射了類固醇，但在物理治療的時候卻是以熱敷加熱為主，這是矛盾的，因為發炎的組織並不適合加熱，反倒是應該以冰敷降溫減少發炎為主才合理。

## 絕大部分的慢性疼痛，與組織沾黏、缺氧有關

過度的接觸溫熱會使局部皮膚萎縮，因此更容易感染，也容易造成局部的燙傷。有慢性疼痛問題的患者應該極力減少發炎與退化，因此盡量避免持續施以溫熱的治療。嚴重的案例，例如到處痛或所謂公主病，若食慾或消化不振，我甚至建議他們避免喝溫熱的湯水，反而要試試訓練喝冰開水，以減少到處發炎的現象。

絕大部分的慢性疼痛屬於神經痛的表現，並與局部組織的沾黏、缺氧有關，因此，熱適應與發炎現象會使得神經痛更加嚴重。這類沾黏、缺

氧的疼痛，甚至連嗎啡的效果都不好，這也是為什麼很多手術後疼痛或者癌症疼痛很難處理。

事實上，只要將沾黏、缺氧的區域紓解開來恢復活動力，同時適度運動，如此一來，多數人不必使用藥物也可以解決疼痛問題。

最後，我要讀者注意的是，有的疼痛其實是不適合冰敷或熱敷，最常見的是痛風的疼痛，無論施以冷或熱治療都可能加重疼痛的病情。提醒你，痛風性疼痛與尿酸值關係有限，如果以尿酸值作為判斷痛風為依據，很有可能延誤病情或錯誤治療。

## 案例26　老人膝痛多年，連帶腰背痠痛，行走困難

陳女士六十五歲，雙膝痛已經數年，也日漸感到腰痛背痛難耐。雖然膝關節定期接受玻尿酸與血漿注射，但是效果越來越差，她出門都得穿著護膝，也常泡澡想要幫助復原。

調整與馴化 ↓治療膝關節痛，建議不使用護膝、不要熱敷等，訓練兩個月後能正常行走了

我初次看到她時，行走已有困難，理學檢查發現是典型膝關節周邊神經痛，我要她盡量不要用護膝，同時避免熱敷與泡澡。經過兩個月的治療與訓練後，她已經可以正常行走、上下樓梯。

## 案例27 腰膝痛到換關節，但術後還是無法行動自如

王先生七十八歲，已經開過腰椎與左膝手術並置換人工關節，雖然還在服用類嗎啡，但是他仍然深受腰痛與膝痛之苦。他步伐小而吃力，膝關節的彎曲度也有限，仍不願意用拐杖行走，實際上他連從床上起身都很吃力，曾努力找尋各種溫泉，希望能改善病痛，但是情況卻越來越糟糕。

調整與馴化 ↓少用護膝和護腰，嚴禁熱敷和泡澡，治療三個月後行動自如了

診察中我發現他有典型的骨盆性腰痛與膝周神經痛，我要求他減少使用護膝與護腰，並且嚴禁熱敷與泡澡，經過三個月治療與訓練後，已經可以到處活動。

## 案例28 飽受肩背疼痛折磨，睡熱墊促循環仍無法改善

胡女士七十五歲，長年受肩頸與上背痛所苦，雖然每個星期都有幾次按摩與物理治療，但還是難以入睡。她在床上鋪了熱墊，希望保持循環，減少睡覺時的疼痛，不過還是需要夜半起來貼痠痛貼布。

**調整與馴化** →長期慢性發炎，建議停止睡熱墊，治療與訓練後，慢慢康復了

我發現她的肩頸活動有限，兩側舉手困難，而且後背組織僵硬，明顯是慢性發炎的後果。我要她停止睡在熱墊上，避免持續受熱發炎，經過治療與訓練後，慢慢康復了。

## 案例29 跑者膝、大小腿等不舒服，運動後泡澡紓壓更不好

林先生五十六歲，身材精練，有十幾年長跑的習慣，但是近來他感覺右側鼠蹊部與小腿不適趨於嚴重，開始猶豫是不是該放棄跑步。我檢查後發現，他有跑者膝併腰肌與腿內側肌神經問題，影響右腳的腳步。過去他習慣跑步流汗後泡澡紓壓，可能長期加熱造成慢性發炎引起沾黏。

**調整與馴化→停止泡澡與治療之後，小跑無礙，大跑也慢慢嘗試**

我要他在治療期間，可以維持小跑，但是需要停止泡澡。經過三週治療後，雖然不敢全力跑，但是幾乎無礙了。

### 為什麼慢性痠痛和神經痛總是好不了？

現在有慢性痠痛或神經痛問題的人很多，在我的經驗中，大多數是因為過勞、活動太少，或者處置不當所造成，少數是因為其他病症所

併發的問題。

疼痛大致可以分為發炎性與非發炎性兩種，通常一開始的時候是以發炎性為主，慢性化之後則是以非發炎性為主。發炎性疼痛對消炎止痛藥的反應很好，多數吃三天左右的消炎止痛藥後就好了。

但是，非發炎性的慢性疼痛是神經痛，因此，口服、外貼或注射消炎止痛藥或肌肉鬆弛劑的效果就不好。所以，很多人一開始不舒服的時候吃止痛藥的效果很好，但是久了之後就不太有效了，嚴重的神經痛甚至嗎啡也沒什麼效。

梁醫師小叮嚀

## 老人家疼痛常加劇，原因是什麼？

許多疼痛問題來自於軟組織退化壓迫神經所引發的神經痛，這種疼痛的特性就是會順著神經的走向而範圍變大，也會發生移轉痛，也就是疼痛部位只是影子，痛因在其他神經分支之中。

以我的經驗來看，活動不足、溫熱刺激，以及束縛壓迫是加重這種疼痛的常見因素。很多老人家不時穿著護膝和束腰，但是，長時間束縛會壓迫軟組織而加重各種慢性疼痛，並且導致身體機能的退化。

也有很多人不斷的以熱敷或泡熱水來紓解疼痛，但局部過熱發炎使得軟組織不斷纖維化，結果，慢性神經痛的範圍不斷擴大。雖然天氣冷或者體溫不足時，應該要保暖，這時候來一點熱飲或熱食，可以維持體溫、改善循環；但是，天氣溫熱或者身體發炎過熱的時候，給身體加熱無異是火上加油，身體只會越來越差。

我的看法是，一年四季中，在溫暖時注重散熱與運動，到了天冷時才有比較好的生熱能力，才能維持體溫、減少身心壓力[57]。

# 癌症：癌細胞怕熱是錯誤的觀念

在我用非藥物治療疼痛的患者中，有許多癌症患者，其中也有癌症已經轉移而到了末期的案例，而這些案例有些已經使用嗎啡或者類嗎啡，但都無法緩解他們的疼痛。其實只要癌症患者們願意活動，我可以用非藥物的方式緩解他們的疼痛，讓他們可以更熱衷於動一動身體，絕大部分的人都會覺得不可思議。

## 癌症病友想以熱止痛，只會更痛

癌症疼痛大部分是一種組織發炎退化的後遺症，不見得與癌細胞的侵犯有關，多數也算是局部缺氧性的神經痛，這種疼痛是非常可怕的，別說是一般止痛藥，最後連嗎啡和類嗎啡都壓不住。另外，神經血管痛也常發生在非癌症的慢性疼痛患者的身上，嚴重時痛不欲生，是我能夠找到最好的形容詞。

然而，現在有一種錯誤的觀念，主張癌細胞怕熱，所以利用熱來抗癌，這種誤解可能是因為癌症化學治療中有一種腹腔的熱化療而聯想到的。的確，熱可以增加免疫力這是無庸置疑的，但過多的免疫反應所產生的低度發炎反應，反而會造成各種病痛甚至癌症。癌症已經屬於發炎內熱了，不宜再加熱。

在生理上，人體只有在必須時才會提高體溫，在正常狀態下減少不必要的發炎才是維持健康、抗老化最重要的工作。其中，使用冷卻技巧以減少藥物的使用，是我知道最明智的方式[16]

## 喝溫熱水和熱敷，只會加重發炎反應

很多人以為高溫可以殺死癌細胞，因此不斷給自己加溫，這種想法過於一廂情願，因為溫度需要高到攝氏四十一度以上才有輔助殺癌的效果。

況且，身體持續在高溫下，不用多久，也一樣受到嚴重傷害而產生各種疼痛；另一方面，持續發炎與高溫也會增加癌症發生的機會[18][48][49]。

如果加上熱適應現象，也就是越接觸溫熱越能容忍高溫，例如常接觸溫熱水就習慣更熱的湯水，但是身體承受高溫的上限並未提高，反而容易產生慢性燙傷，也可能增加致癌的風險。

## 案例30 乳癌切除後，手與肩頸疼痛難耐，且無法入睡

林小姐四十四歲，一年前因為左胸乳癌而接受全切除手術與化療，雖然術後也進行物理治療幫助肩頸活動，但是日漸感到舉手困難與肩頸痛，最難過的是平躺睡覺時都疼痛難耐，雖然她常熱敷希望改善循環，但是問題越來越嚴重。

**調整與馴化** ↓在手術部位做紓解治療，常按摩及冰敷，睡眠品質變好了

門診時她左手無法舉過水平面，甚至頭頸的活動度也不完全，胸部疤

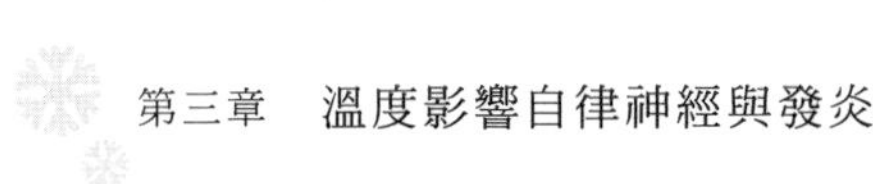

痕與手術區組織堅韌。除了協助將疤痕與軟組織做紓解治療外，我告訴她不能再熱敷了，相反的要她常局部按摩且冰敷，經過兩個月的治療，她舉手已經可以貼近耳邊，疼痛已經很少了，雖然還是有點緊繃，但是可以好好睡覺了。

## 案例31 鼻咽癌導致口乾舌燥、吞嚥困難、肩頸疼痛難耐

陳先生七十八歲，是鼻咽癌放射線治療與化療的患者，雖然經過物理治療與熱敷，他的口乾舌燥、聲音沙啞變得越來越明顯，而且開始肩頸痛，甚至偶爾會有吞嚥困難的情形。

**調整與馴化**　↓**做神經紓解治療，改喝涼冰水，兩個月後情況好轉**

觸診檢查後，發現他的頭頸部深層組織硬化明顯，而且頭肩頸的活動受限，頭也抬不高。經過舌下神經與頸部交感神經節做紓解注射治療後，他的唾液分泌大致恢復，不再口乾舌燥；另外，肩頸部組織經過治

療後，肩頸的活動也大為改善。

我告訴他不要再喝溫熱水與熱敷，因為那麼做會加重局部的發炎，應該改喝涼或冰開水，經過兩個月治療已經好多了。

## 案例32 腸癌末期控制得宜，但腰背痠痛到無法入睡

李先生三十七歲，身體骨瘦如材行動困難，他是腸癌末期患者，經過化療與放療後病情得到控制，但是腰痠與背痛嚴重而難入睡，雖然使用嗎啡還是痛，家人得常幫他熱敷按摩，但是效果卻越來越差。

### 調整與馴化 →紓解神經性疼痛，不用再打嗎啡止痛了

整體而言，他的疼痛是體質流失導致神經發生缺氧性疼痛，這種疼痛最忌熱敷，即使給予嗎啡效果也有限，如果將發生問題的神經血管紓解開來，並且適當活動，即使不用藥也可以緩解疼痛。經過兩個月的治療，可以行動自如，也不需要定時服用止痛藥了。

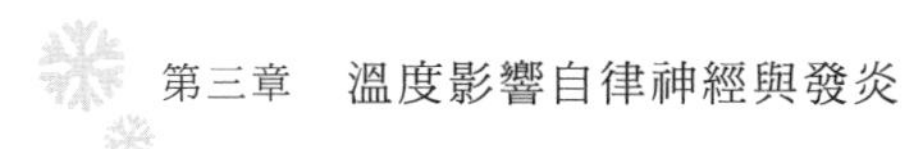

## 緩解癌症疼痛不難，要動、要冰敷

我在台大癌醫中心醫院的門診裡，常碰到有癌症疼痛問題的患者，其中有些案例即使以嗎啡治療止痛的反應也不好。但經過我給予非藥物的神經紓解治療後，多數不再需要過多的止痛藥。

癌症患者的疼痛，多數來自於與癌症相關的體質流失，其次才是癌症的手術和藥物治療之後的副作用，只有少數是癌症細胞所造成的局部疼痛。大體上，癌症患者大都長期處於低度發炎的內熱狀態，因此，他們的疼痛大多是軟組織發炎退化後的缺氧性神經痛，這種疼痛即使以嗎啡治療，效果也有限。

如果癌症經過治療獲得控制，同時患者可以自由活動，那麼，疼痛問題可以靠運動與神經的紓解治療而得到緩解，甚至痊癒。在治療過程中，必須減少發炎現象，多利用局部冰敷，有助於消炎、恢復循環，以及減少局部缺氧性疼痛。如果已經到了末期，即使身體羸瘦而核心體溫無法承受冰冷的刺激，也要避免過熱造成身體的負擔過大。

# 第四章 冷馴化實踐

# 不再對冷有偏見，變得更健康！

# 溫熱水、冰涼水、室溫水，該怎麼喝？

任何會產生生理反應的刺激，都有正面與反面的效果。人體會適應環境，因此，在溫暖環境中，室溫的飲用水除了補充水分，並不會產生額外的生理反應。

基於人體的散熱需求，比體溫低的攝氏二十至二十五度左右才是中性，更高可能妨礙散熱而產生反應，所以水溫到攝氏四十度就覺得溫熱而產生反應，另一方面，水溫低到攝氏十度左右則會覺得冰冷而產生反應。

喝冰開水的禁忌是在於當有失溫的可能，或有副交感神經症狀（例如咳嗽、氣喘、腹瀉或腹痛時）要避免，另外阻塞性心血管疾病或未控制的高血壓也要慎重。如果身體過熱，交感神經過度興奮，這時候喝適量冰開水可以讓心臟放鬆，但太冷時也會刺激交感神經收縮血管而產生不利的影響。

喝溫熱水的禁忌是當身體過熱，或有交感神經症狀時（例如過熱、心率快、鼻塞、胃食道逆流或情緒失調等），另外低血壓、心臟衰竭與慢性疼痛也不宜，尤其是在炎熱的環境下。

簡單的說，我們是恆溫動物，因此，體溫高需要降溫，體溫低需要升溫，而無論升溫或降溫都有正面與負面的效果。如果你讀了之後還不清楚該怎麼選擇，那麼就少量試試或者以室溫為標準就好了。

## 乾冷或乾熱以神經作用為主、濕冷或濕熱以發炎反應為主

從外面給予身體冷卻或者加溫熱，有不同的生理效應，如果你不了解很容易會陷入一面倒的迷思之中，選錯了方向就會給身體帶來更多的負擔。冷熱的生理作用，主要在熱量效應與神經作用這兩方面。

在熱量效應上，乾或濕的物理條件有不同的作用，也就是乾熱（烤箱、暖氣）或濕熱（熱毛巾、泡熱水），以及乾冷或濕冷的效果，是有所不同的。乾冷或乾熱以產生神經刺激為主；相對的，濕熱或濕冷，則具有很大的熱量效應與神經作用，對身體的影響層面更廣。

如果我們的目標是表面的神經反射作用，例如冷適應與反射性血管放鬆，那麼我們可以選擇降溫能力比較強的濕冷或者冷卻噴霧，給予局部短暫一到三分鐘的刺激，藉由這個刺激，讓我們身體產生反射性的血管

放鬆與冷適應，同時也可以增加新陳代謝。

值得注意的是，長時間的冷卻會讓核心體溫下降與血管收縮，使得心臟血管的負擔比較高，只適合專業的長期運動的人員，在運動後減少發炎加速復原之用，一般人則建議小區域的冰敷，未經適應訓練不宜大面積的冷卻。

乾熱的熱量效應小，相對的，神經作用比較大。乾熱的作用主要透過呼吸，影響我們的散熱能力而產生效果。濕熱的熱量效應強，對組織的加熱比較快，而且滲透力強可以達到更深層的組織。如果常給予組織濕熱，除了容易燙傷，也會因為熱適應的結果，使得深層組織的循環反而會變差，再加上加熱後的發炎反應變強，容易造成深層組織的發炎後而纖維化，結果產生更深層與廣泛的慢性疼痛。

以濕熱改善肢體循環或身體緊張不宜太久，以免產生過高的交感神經與發炎反應。另外，濕熱也會增加感染與病菌擴散的風險，因此，高齡或抵抗力不好的人使用時，需要特別注意避免黴菌感染或細菌傷口。

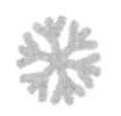

## 生活中哪些是乾熱、濕熱、乾冷、濕冷？

| 分類 | 舉例 |
| --- | --- |
| 乾熱 | • 烤箱<br>• 暖氣<br>• 電毯 |
| 濕熱 | • 濕熱毛巾<br>• 泡熱水 |
| 乾冷 | • 冷氣<br>• 寒冷環境 |
| 濕冷 | • 洗泡冷水澡<br>• 冷毛巾擦拭 |

註：1. 此處指的乾或濕，意指透過空氣或水來傳遞熱量，所以手腳冰冷用電毯慢、用熱水或熱毛巾快。
2. 蒸汽浴介於乾熱與濕熱之間。

根據某些研究，冷與熱交替刺激身體的訓練可能對健康的效果很好，但多數人若未經適應訓練會不太能適應。一般提供冷熱刺激的場所，就是享受三溫暖，但由於多數場所提供的冷熱溫差很大，使得多數人只選擇加熱，但是這樣不符三溫暖的保健效果。

疼痛或自律神經患者，如果想要在假期享受溫泉或三溫暖，我通常建議採用交替的乾熱（烤箱或介於兩者之間的蒸汽浴）與局部的濕冷，例如冷水沖泡下肢就好。

# 冰敷、熱敷的最佳時機

通常我們想要熱敷或冰敷的時候，是因為有運動傷害或者身體痠痛困擾，但是，什麼時機應該要冰敷或者熱敷，各有不同的見解。該怎麼選擇，主要決定於傷害或疼痛問題的原因與時程。

## 疼痛好不了，就該停止熱敷

組織急性受傷時會引起腫痛，如果深處發生出血現象時局部腫脹會更嚴重，雖然冰敷或熱敷都可以緩解疼痛，但熱敷會增加發炎反應，甚至增加出血而更腫，因此急性受傷後（例如拔牙、扭傷或撞傷後），應該立即冰敷。

冰敷的時間長短要看受傷的程度，輕度的傷害可能冰敷一天就好了，嚴重的可能需要三到七天以上才能減少腫痛的程度。至於冰敷之後，什麼時候該開始熱敷，這個問題也有不同的意見。以我個人的經驗，熱敷的問題多，即使是冬天也建議患者最好提高室溫到近攝氏二十五度，然後給予短暫冰敷。

急性受傷的冰敷，針對深層的發炎與腫脹，時間可能要五至十分鐘，兩次之間隔一個小時以上讓循環恢復。慢性疼痛的冰敷，則是為了要達到冷適應，以增加局部循環，因此表淺冷擦拭按摩或冷卻噴霧也可以，時間不需要太長，約一至二分鐘左右就夠了，可以每隔一至二小時重複一次，如果配合適當活動效果更好。

我治療過很多慢性疼痛患者，他們常因過度熱敷引發更廣泛的疼痛，因此，根據我的臨床治療經驗，恢復活動比熱敷更重要。所以，如果熱敷兩週左右，疼痛還是沒有改善，就不要再熱敷了，應該做進一步的檢查或改變治療方式。

如果熱敷的時候舒服，不敷的時候又痛起來，那麼已經有局部發炎熱適應所產生的神經痛了。這種神經痛會隨著熱敷的時間越久，範圍變得更加廣泛嚴重，最後連嗎啡類止痛藥都難以緩解。

## 治療神經痛，就連藥物都效果有限

在我們的醫療體系，對於疼痛的成因是以疼痛部位的發炎來做解釋，因此，關節不舒服就叫關節炎，筋肉不舒服就稱之為肌腱炎或筋膜炎。發炎的現象在受傷的初期是很明顯的，因此非固醇類止痛藥治療的反應很好。

不過，如果發炎到了晚期，非固醇類的止痛藥效果不好，其實這時候已經是以神經痛為主的表現，如果給予類固醇治療，多數人會有數個月的緩解，但之後如果又發生疼痛，就幾乎都是神經主導的各種症狀。

藥物對神經痛的療效並不好，到最後，即使給予嗎啡或者類嗎啡還是會感到不時的疼痛。在我們門診中這樣的患者很多，這種疼痛如果給予神經紓解治療，並且恢復活動，有時候輔以冰敷幫助復原，絕大部分的患者的疼痛都可以緩解，甚至痊癒。

隨著新的運動傷害常識的推廣，近年來越來越多人認知冷卻的重要性，但在樂器演奏這方面的音樂家，多數還是停留在利用熱敷或泡熱水，來改善肌肉關節與循環的舊思維裡。

事實上，樂器演奏也是一種運動，當然會發生相關的運動傷害，處理的原則與其他運動一樣。無論年輕或年長的音樂演奏家大多有各種相關的疼痛，其中很多人因此中止演奏生涯；其實，只要有正確的保養與治療，絕大多數都是可以復原的。

## 痛風千萬不可以冰敷或熱敷

最後要提醒讀者，有些痛風性疼痛是在運動期間或者是非典型的位置發作，因此被誤以為運動傷害或退化性關節炎來治療，然後無論冰敷或熱敷治療，一直治不好。

其實，痛風與尿酸值並不成正比，也就是說，痛風者的尿酸常常不高，而尿酸高者並不一定有痛風。臨床上，不能僅以尿酸值高低來判斷是否為痛風，還需要具備詳盡的疼痛作用知識與豐富臨床經驗，否則很容易誤診加重病情。

痛風性疼痛施予冷或熱皆不宜，冷或熱敷都可能加重症狀，最好是局部保溫以減少局部溫度變化，並且要多喝水，少吃容易引起痛風的食物，在理想狀態的調養下，大多數可以慢慢復原。

# 泡腳真的養生嗎？

這幾年來台灣特別流行泡腳養生，很多家庭裡也會準備各種泡腳桶給老人家使用。腳是很特別的身體結構，特別之處在於腳與小腿有完整的自律神經系統（包括交感神經與副交感神經），這一點跟上肢不一樣（只有交感神經系統）。

因此，民間講腳底按摩的功效雖然有些誇大，但大體上是可以找到科學根據的。當然，這樣的完整系統受到冷或熱的刺激，也會產生明顯的生理作用。例如，給下肢加熱會刺激交感神經，相對的，給予冷卻會刺激副交感神經；此外，給予腿神經各種刺激也會引起自律神經反應，影響到全身性的器官。

天氣冷的時候泡腳可以補充熱量，減少身體需要不斷產熱的生理負擔，所以，腳溫暖之後整個人會覺得放鬆舒暢。但是，天氣熱的時候泡腳，反而會過度刺激交感神經，導致身體過熱需要加速散熱，因而對於心肺造成負擔，也容易發生自律神經失調。

很多人都有泡溫泉、進烤箱或蒸氣浴的嗜好。泡溫泉和泡澡給人放鬆愉快的享受的機制，來自身體受熱後交感神經興奮，以及冷卻之後轉為副交感神經而產生娛悅的感覺，因此，天氣冷的時候泡澡效果最好，天氣熱的時候散熱不易，反而可能越泡越難過。

給身體加熱一至二度讓核心溫度到達三十八到四十度時，會產生類似發燒的生理作用，因此心跳加速、呼吸加快、皮膚流汗而身體不斷脫水等，這是身體在散熱；另外，由於在高溫的環境中氧氣含量較低，無形中也會增加心臟另一種負擔。

當人體過熱時間太久，可能會發生類似熱休克的昏厥現象；如果這時候伴隨心跳緩慢，可能是因為心臟缺氧衰竭或是交感神經衰竭，很可能會致命。此外，一般人以為血液受寒會容易凝固，其實是受熱時容易凝固。在實驗或研究中，即使加熱只提高體溫一至二度就會增加凝血，而在高溫下即使短時間幾分鐘，也可能增加凝血影響健康[31][32][33][34][35]。身體受熱過度也會增加發炎，反而更容易疲倦生病，也會增加各種慢性疼痛的發生。直接接觸熱水所產生的熱效應更深層，所以，泡澡或者泡溫泉時間不要太久，千萬不要以為泡得越久流汗越多越健康。慢性疼痛或自律神經失調的患者，多數越泡越嚴重。

相對於直接讓身體接觸熱水，蒸汽浴或烤箱乾熱的熱量效應比較表面，因此，有些有疼痛問題或者自律神經失調的患者，如果想要在假期的時候享受一下，我會建議他們選擇間接的加熱方式比較好，並且最後要冷卻一下。

從國外的數據來看，日本普遍有泡湯的習慣，而他們相關的傷亡情形也比較多[36][37]，而飲酒後泡湯也可能是增加風險的危險因子。另一方面，在北歐芬蘭浴（或稱作桑拿、三溫暖）是以熱蒸汽與冷水交叉使用，研究顯示，這麼做對於健康的幫助比較大[38][39]，從凝血機制、心血管的反應與自律神經的角度來看，這樣的結果並不令人意外。

# 回歸生理反應，找到冷與熱的最佳平衡

人體的生理機制非常複雜，即使看似簡單的冷熱刺激，也會因時機、環境與自身條件而有不同的反應；因此，要在冷熱之間找到平衡點，必須先有生理學的基本概念，否則容易迷失而陷入偏執。

我們習慣上覺得身體有病痛時，就應該穿暖一點、喝暖一點或吃暖一點，這麼做之後，多數的情況下會感覺舒服一點，因此，我們很容易推想到穿得不暖或吃喝冰冷可能對身體不好，也有人比較極端，根本拒絕接受冰冷的飲食，無論在什麼季節只喝溫熱的開水。

但是，我們的身體除了過冷，也有可能面對過熱的狀態。人體有維持恆溫的慣性，因此，對冰冷或者溫熱都會產生自律的生理反應，這樣的反應有短期的效果與長期的影響，而這兩者的效果往往相反，這樣的生理變化容易讓沒有醫學背景的民眾感到困惑。

冷熱對身體的影響主要在維持體溫與發炎現象兩方面，也透過自律神經系統調節各個器官的作用。身體的運作可以比喻做一輛車，過冷或過熱都不好。大體上，溫熱會刺激交感神經，所以心跳快或者焦躁的時候不適合溫熱；冰冷通常會刺激副交感神經，所以腹瀉、咳嗽與氣喘的時候不太適合。

如果考慮核心體溫那麼就更複雜了，當體溫不足會刺激交感神經，相反的，給予溫熱反而可以放鬆下來；冰冷雖然可以刺激副交感神經，但是，如果影響到核心體溫，反而會刺激交感神經讓身體產生熱量。

總而言之，冷或熱都有調理生理機能的作用，如果還是覺得很困惑，也不要想太多，常溫是最中性而不需要顧慮太多的。

### 案例1　膝踝腫脹疼痛不良於行，積極熱敷後更腫

朱先生三十五歲，左膝與腳踝腫脹，雖然已經抽過積水，但是仍然疼痛腫脹不良於行，起初他以為是腳踝扭傷。過了幾天還是痛，於是先在

別處就診，拿了止痛藥，並且積極熱敷、泡熱水，但是他發現腫脹與疼痛越來越嚴重，後來連膝關節也腫起來。

**調整與馴化↓原來是痛風性關節炎；忌諱熱敷或冰敷，吃藥、多喝水、控制飲食**

我幫他抽血檢查，結果尿酸值達七・二，從局部徵候、病史與檢查，結果可以大致確定是痛風性關節炎。我請他避免熱敷、泡澡，也不能冰敷，只能服藥、多喝水，並且控制飲食，經過一個月左右雖然還有點痛，但是好多了。

**案例2 打高爾夫球肩腰痠痛，泡澡、針灸都無效**

黃先生五十六歲，多年來打高爾夫球是他談生意與休閒的主要活動。每次打完球，他都會泡澡流汗以紓解壓力，但是近年來他開始感覺肩背與腰痛越來越嚴重，有時候夜裡痛起來，還要請太太幫他按摩並貼藥布。雖然打球熱身後感覺好些，但第二天就開始難過。

於是，他三兩天就去按摩或針灸，可是舒緩的效果很短；也曾經很痛，只好接受類固醇注射；因為痛久了，他也越來越少去打球。

**調整與馴化 ↓治療肩頸腰激痛點，改採烤箱和冰水浴，三個月後又可以打球**

門診時他步伐並不平穩，有廣泛的肩頸激痛點與骨盆性腰痛，除了疼痛治療外，我建議他繼續打球，但是停止熱敷與泡澡，而且打球後運用烤箱與冷水浴幫助復原，經過三個月的治療與訓練，他就恢復以往打球的頻率。

**案例3 打羽球肩肘痛，原來是過度熱敷的後遺症**

吳先生三十二歲，原本喜好打羽毛球，某天他感到右肩不適，初期冰敷與長期熱敷之後，他仍然無法使出全力打球。做過各種影像檢查，他的右肩並未發現明顯的傷害。

門診時，我請他做出揮拍動作，在舉拍與擊球前的動作讓他感覺肩膀緊繃，理學檢查發現右肩與胸部有許多痛點，明顯是過度熱敷的後遺症。

**調整與馴化**　↓羽球照打，絕對不能熱敷，只能冰敷，三週後回到以前水準

除了例行治療，我請他保持運動，但是只能冰敷而不要熱敷，經過三週後，他已經恢復大部分的身手。

## 案例4　手指、手臂至肩頸都痛，無法靈活彈鋼琴

洪小姐五十七歲，是位鋼琴音樂家，這幾年她的左右手不但感覺疼痛，而且手指也張不太開來，雖然她長年努力熱水泡手、手臂熱敷與電刺激治療，希望改善循環與肌肉，甚至也做過針灸與局部類固醇注射，但是日漸惡化。

門診時，我看她的手指張開度與活動度都已受損，手臂至肩頸有廣泛的痛點。

**調整與馴化** ↓絕對避免熱敷，冬天就做熱身運動，沒多久回復手指靈活度了

我要她彈奏前後避免熱敷，夏天增加冰敷，而冬天以熱身運動取代手泡熱水的習慣，經過幾個月的治療，她的手指靈活度幾乎都恢復了。

## 案例5 天冷腰部痠痛又復發，泡澡、鋪電毯更嚴重

蔡女士七十三歲，幾個月前天氣還熱的時候，因為長期腰部痠痛問題就診，當時經過治療，並且教導適當活動後大致痊癒了。最近天氣寒冷潮濕，幾個禮拜下來她又開始覺得不舒服，我問了之後了解她因為天冷少出門活動，在家裡也覺得手腳冰冷，起初泡熱水澡或睡覺時鋪電毯，感覺舒適好睡；但是，漸漸的腰背感覺僵硬痠痛，行走也覺得不順利。

調整與馴化 ↓活用冷暖兩用空調、多活動筋骨，冬天將室溫維持在二十二度，避免泡澡、熱敷

除了例行治療並交代保持活動之外，善用冷暖兩用空調，並且另外用溫度計測量室溫，將室溫維持在攝氏二十二度上下。尤其，要避免泡熱水或直接接觸電毯，如果覺得手腳冷，除了偶爾喝點熱水，還是要調高室溫，並且不時活動筋骨。兩個星期之後，她就感覺好多了。

## 案例6 電腦族肩背痠痛，喜歡游泳後泡澡、沖熱水

王先生五十七歲身材標準，平日常游泳，他因為工作而需要常常坐在電腦螢幕前作業，也許是這樣他有肩頸與背痛好一段時間了。

調整與馴化 ↓游泳後，改去蒸氣室或沖冷水澡，減少發炎的慢性疼痛

進行例行疼痛治療外，建議他避免在游泳後到熱水池泡澡或者用熱水


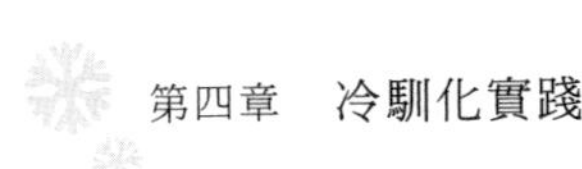

噴頭沖打痠痛的區域；如果需要放鬆，可以改到泳池的蒸汽室，並且要交替沖半身或全身冷水澡，以減少過熱發炎的慢性疼痛。經過兩個星期，他的痠痛很快就好了。

## 案例7 過勞去泡溫泉，竟然昏倒撞傷

某年冬天，趁女兒醫院實習的空檔，帶她去日本旅遊，當時白天氣溫約攝氏○到四度，第二天晚上玩累了回到旅館，因為其他人都上了年紀不喜歡泡湯，所以她只好自己到附設的溫泉泡湯。

不知不覺間已經過去了一個多小時，我們還不見她回客房，我有點擔心正在商議請她媽媽去看時，正巧她回來了，而且頭上還腫了一個瘀青的包。聽她說分明，才知道方才有段驚險的意外，原來她在溫泉池裡泡了五至十分鐘左右，剛起身離開水池就眼前一黑昏了過去，等到她醒來時，躺平在冰冷的磁磚上，而身邊圍了幾個日本人幫她急救，後來她比

較清醒，就又在澡堂休息了一陣子才回來。

**調整與馴化**

**↓身體太勞累千萬不能泡溫泉，**
**事前要喝夠水且不要超過三分鐘**

經過這個事件，我建議她日後避免在太勞累後泡澡，如果想泡溫泉，要先喝夠水，而且時間也別超過三分鐘。

# 參考文獻


1. Eur J Cancer Prev. 2020 Sep;29(5):382-387. Tea drinking and the risk of esophageal cancer: focus on tea type and drinking temperature.
2. Int J Hyg Environ Health. 2015 Jan;218(1):12-8. Development of esophageal cancer in Chaoshan region, China: association with environmental, genetic and cultural factors.
3. Int J Cancer. 2020 Jan 1;146(1):18-25. A prospective study of tea drinking temperature and risk of esophageal squamous cell carcinoma.
4. Cancer Epidemiol. 2012 Dec;36(6) :e354-8. Green tea drinking and risk of pancreatic cancer: a large-scale, population-based case-control study in urban Shanghai.
5. BMC Cancer. 2018 Mar 1;18(1):236. Comparative oesophageal cancer risk assessment of hot beverage consumption (coffee, mate and tea): the margin of exposure of PAH vs very hot temperatures.
6. Asian Pac J Cancer Prev. 2011;12(9):2179-82. Green tea drinking habits and gastric cancer in southwest China.
7. Eur J Clin Nutr. 2017 Aug 23. Hot infusions and risk of colorectal cancer in Uruguay: a case-control study.
8. Appetite. 2013 Dec;71:357-60. Cold pleasure.
9. Public Health. 2018 Aug;161:171-191. Associations between high ambient temperatures and heat waves with mental health outcomes: a systematic review.
10. Scand J Med Sci Sports. 2019 Nov;29(11):1660-1676. Cooling during exercise enhances performances, but the cooled body areas matter: A systematic review with meta-analyses.
11. Cell Metab. 2015 Oct 6;22(4):546-59. Brown and Beige Fat: Physiological Roles beyond Heat Generation .
12. J Physiol Biochem. 2019 Feb;75(1):1-10. Browning of white fat: agents and implications for beige adipose tissue to type 2 diabetes.
13. Nat Med. 2015 Aug;21(8):863-5. Short-term cold acclimation improves insulin sensitivity in patients with type 2 diabetes mellitus.
14. J Clin Endocrinol Metab. 2014 Mar;99(3):E438-46. Increased brown adipose tissue oxidative capacity in cold-acclimated humans.

15. PLoS One. 2019 Mar 22;14(3):e0214223. Passive heating and glycaemic control in non-diabetic and diabetic individuals: A systematic review and meta-analysis.
16. Biogerontology. 2015; 16(4): 383–397. Being cool: how body temperature influences ageing and longevity.
17. https://theconversation.com/normal-human-body-temperature-is-a-range-around-98-6-f-a-physiologist-explains-why.
18. Inflammopharmacology. 2015 Feb;23(1):17-20. Increased temperature and entropy production in cancer: the role of anti-inflammatory drugs.
19. https://www.beveragedaily.com/Article/2005/12/19/Food-temperature-affects-taste-reveal-scientists.
20. Acta Physiol Scand. 1996 May; 157(1):109-14. The preference for warm drinking water induces hyperhydration.
21. Z Rheumatol. Nov-Dec 1980;39(11-12):368-78. [Blood coagulation in hyperthermia]
22. Int J Cardiol. 2008 Jan 24;123(3):338-40. Afternoon nap, meal ingestion and circadian variation of acute myocardial infarction.
23. Environ Health Perspect. 2019 Nov;127(11):117001. Early Biological Aging and Fetal Exposure to High and Low Ambient Temperature: A Birth Cohort Study.
24. JAMA. 1992 Aug 19;268(7):882-5. Maternal heat exposure and neural tube defects.
25. Med Sci Sports Exerc. 2008 Sep;40(9):1637-44. Cold drink ingestion improves exercise endurance capacity in the heat.
26. Sports Med. 2013 Nov;43(11):1101-30. Water immersion recovery for athletes: effect on exercise performance and practical recommendations.
27. Arch Gen Psychiatry . 2003 Oct;60(10):1009-14. Mild depressive symptoms are associated with amplified and prolonged inflammatory responses after influenza virus vaccination in older adults.
28. Sci Total Environ. 2019 Apr 1;659:1016-1020. Long-term exposure to high temperature associated with the incidence of major depressive disorder major depressive disorder (MDD).
29. Brain, Behavior, and Immunity Volume 66, Supplement, November 2017, Page e29.
30. Nature Reviews Molecular Cell Biology volume 17, pages691-702(2016) Control of brown and beige fat development.

31. Eur J Appl Physiol. 2008 Mar;102(5):547-54. Changes in the haemostatic system after thermoneutral and hyperthermic water.

32. Eur J Med Res . 1996 Nov 25;1(12):562-4. Activation of circulating platelets by hyperthermal stress.

33. Int J Hyperthermia. Jan-Feb 1996;12(1):31-6. Effects of hyperthermal stress on the fibrinolytic system plasminogen activator inhibitor-1 antigen (PAI-1).

34. Crit Care Med. 1995 Apr;23(4):698-704. Effects of temperature on bleeding time and clotting time in normal male and female volunteers.

35. Acta Anaesthesiol Scand. 2007 Feb;51(2):198-201. Moderate superficial hypothermia prolongs bleeding time in humans.

36. Forensic Science International June 2005 149(2-3):151-8 Risk factors of sudden death in the Japanese hot bath in the senior population.

37. Intern Med. 2019 Jan 1;58(1):53-62. Incidence and Characteristics of Bath-related Accidents.

38. BMC Med. 2018 Nov 29;16(1):219. Sauna bathing is associated with reduced cardiovascular mortality and improves risk prediction in men and women: a prospective cohort study.

39. J Forensic Sci. 2008 May;53(3):724-9. Death in sauna.

40. Handb Clin Neurol. 2018;157:599-621. Stress-induced hyperthermia and hypothermia.

41. N Z Med J. 1995 Aug 25;108(1006):332-4. Variation in the time and day of onset of myocardial infarction and sudden death.

42. J Caring Sci. 2019 Sep 1;8(3):137-142. The Effect of Warm Footbath on the Quality of Sleep on Patients with Acute Coronary Syndrome in Cardiac Care Unit.

43. Int J Nurs Stud. 2013 Dec;50(12):1607-16. Effect of a warm footbath before bedtime on body temperature and sleep in older adults with good and poor sleep: an experimental crossover trial.

44. Environ Med. 1994;38(1):77-80. Human cardiovascular responses to a 60-min bath at 40 degrees C.

45. Front Physiol. 2020 May 4;11:311. Exercise Reverses the Alterations in Gut Microbiota Upon Cold Exposure and Promotes Cold-Induced Weight Loss.

46. Environ Health. 2012 Oct 1;11:73. Incidence of cancer among residents of high temperature geothermal areas in Iceland: a census based study 1981 to 2010.

47. Aviat Space Environ Med. 1998 Sep;69(9):845-50. Comparison of responses of men to immersion in

circulating water at 40.0 and 41.5 degrees C.

48. PLoS One . 2016 May 20;11(5):e0155922. Association of Cancer Incidence and Duration of Residence in Geothermal Heating Area in Iceland: An Extended Follow-Up.

49. Acta Oncol. 2015 Jan;54(1):115-23. Cancer mortality and other causes of death in users of geothermal hot water.

50. J Physiol Anthropol. 2018 Apr 24;37(1):13. Effects of feet warming using bed socks on sleep quality and thermoregulatory responses in a cool environment.

51. Int J Hyperthermia. May-Jun 2003;19(3):295-324. Effects of heat on embryos and foetuses.

52. Med J Malaysia. 2019 Aug;74(4):275-280. Effects of hydration practices on the severity of heat-related illness among municipal workers during a heat wave phenomenon.

53. Rhinology. 2015 Jun;53(2):99-106. Exposure to cold and acute upper respiratory tract infection.

54. J Therm Biol. 2018 Dec;78:204-208. Gastrointestinal thermal homogeneity and effect of cold water ingestion.

55. PLoS One. 2016 Sep 29;11(9):e0162261. Oral Cooling and Carbonation Increase the Perception of Drinking and Thirst Quenching in Thirsty Adults.

56. Eur J Epidemiol. 2019 Aug;34(8):753-763. Association between tea consumption and risk of cancer: a prospective cohort study of 0.5 million Chinese adults.

57. Auton Neurosci. 2016 Apr;196:52-62. Cardiovascular adaptations supporting human exercise-heat acclimation.

58. Int J Sport Nutr Exerc Metab. 2012 Jun;22(3):199-211. Influence of beverage temperature on palatability and fluid ingestion during endurance exercise: a systematic review.

59. Int J Sports Med. 2013 Dec;34(12):1037-42. Cold drink attenuates heat strain during work-rest cycles.

60. Exp Physiol. 2006 Sep;91(5):925-33. Drink temperature influences fluid intake and endurance capacity in men during exercise in a hot, dry environment.

61. Med Sci Sports Exerc. 2010 Apr;42(4):717-25. Ice slurry ingestion increases core temperature capacity and running time in the heat.

# 自律神經失調：冷處理、抗發炎【暢銷新裝版】

喝冰水、局部冰敷、洗冷水澡

→抗發炎、穩定自律神經、改善慢性病

---


作　　者：梁恆彰、楊翠蟬
插　　畫：蔡靜玫
圖文整合：洪祥閔
社　　長：洪美華
總 編 輯：莊佩璇
責任編輯：何　喬
特約編輯：黃信瑜
出　　版：幸福綠光股份有限公司
地　　址：台北市杭州南路一段 63 號 9 樓之 1
電　　話：(02)23925338
傳　　真：(02)23925380
網　　址：www.thirdnature.com.tw
E-mail：reader@thirdnature.com.tw
印　　製：中原造像股份有限公司
初　　版：2021 年 7 月
二版二刷：2024 年 9 月
郵撥帳號：50130123 幸福綠光股份有限公司
定　　價：新台幣 350 元（平裝）

國家圖書館出版品預行編目資料

自律神經失調：冷處理、抗發炎／梁恆彰, 楊翠蟬著 . -- 二版 . -- 臺北市：幸福綠光股份有限公司 , 2024.06
　面；　公分
ISBN 978-626-7254-51-6( 平裝 )

1. 自主神經系統 2. 健康法

411.1　　113006993





ISBN 978-626-7254-51-6

總經銷：聯合發行股份有限公司
新北市新店區寶橋路 235 巷 6 弄 6 號 2 樓
電話：(02)29178022 傳真：(02)29156275